Luis Miguel Yarce Cabrera

Ética e innovación en la investigación médica sobre demencias

Luis Miguel Yarce Cabrera

Ética e innovación en la investigación médica sobre demencias

Un enfoque con perspectiva humana centrada en el individuo

Editorial Académica Española

Imprint
Any brand names and product names mentioned in this book are subject to trademark, brand or patent protection and are trademarks or registered trademarks of their respective holders. The use of brand names, product names, common names, trade names, product descriptions etc. even without a particular marking in this work is in no way to be construed to mean that such names may be regarded as unrestricted in respect of trademark and brand protection legislation and could thus be used by anyone.

Cover image: www.ingimage.com

Publisher:
Editorial Académica Española
is a trademark of
Dodo Books Indian Ocean Ltd. and OmniScriptum S.R.L publishing group

120 High Road, East Finchley, London, N2 9ED, United Kingdom
Str. Armeneasca 28/1, office 1, Chisinau MD-2012, Republic of Moldova, Europe
Managing Directors: Ieva Konstantinova, Victoria Ursu
info@omniscriptum.com

Printed at: see last page
ISBN: 978-620-0-02293-6

ÉTICA E INNOVACIÓN EN LA INVESTIGACIÓN MÉDICA SOBRE DEMENCIAS: UN ENFOQUE CON PERSPECTIVA HUMANA CENTRADA EN EL INDIVIDUO

A Librada, Enrique, Rosario y a mi familia entera por ser el pilar de todos mis esfuerzos…

Y, por supuesto, a Amairani, mi eterna adoración y apoyo incondicional…

A todos, gracias por dejar huella en mi camino.

CONTENIDO

PREFACIO

El ser humano, desde sus orígenes, ha cursado a través de distintas batallas en aras de sobrevivir a los agresores del medio. Si bien es cierto que muchas amenazas externas se han aparecido a lo largo de nuestra existencia, es también sabido que las enfermedades, cualquiera por supuesto, han representado un tema de máximo interés por su inherente complejidad y, que hoy en día, tenemos una mejor perspectiva que clarifica diversos procesos a seguir para tratar las enfermedades que día con día nos aquejan como individuos y a la sociedad en general.

En este sentido, cobra relevancia mencionar que gracias a nuestra incesante búsqueda de la verdad es que la ciencia surgió. Si bien la fecha exacta es indeterminada, muchos expertos coinciden en que el nacimiento de la ciencia fue en el siglo XVI, a partir de la consolidación del modelo experimental de Galileo Galilei, en el cual el punto de partida de la ciencia y el conocimiento no está en los axiomas aristotélicos, sino en los hechos y la observación de los fenómenos naturales para experimentar y comprobar una hipótesis.

¿Y por qué querríamos hablar de ciencia? Porque es gracias a esa incansable necesidad del ser humano en saber, crear e innovar que la ciencia ha permitido que muchas de las facilidades tecnológicas y biológicas, como las conocemos hoy en día, existan. Dicho con un ejemplo muy simplista, es que gracias a los avances en informática y ciencia de datos es que tuve la oportunidad de hacer este pequeño relato y usted, colega lector (a), puede tomar esta lectura en algún dispositivo móvil de su agrado, o bien en el libro en físico que alguna imprenta elaboró para la tienda de distribución correspondiente en la que pudo adquirir este artículo.

Entrando en materia, es menester recordar que los avances en medicina han surgido, por supuesto, por el crecimiento de la ciencia. Tanto usted como yo, y en general, millones de profesionales en el mundo, estamos familiarizados con el método científico, parteaguas fundamental en la búsqueda de nuevos tratamientos para manejar múltiples enfermedades que alteran la integridad de los individuos y el colectivo que conocemos como sociedad. Asimismo, la ciencia nos ha permitido identificar y describir padecimientos de forma técnica, lo que aporta cada vez más a todo el conocimiento que sirve para ayudar a las personas con distintas afecciones.

Por supuesto, no debemos dejar de lado que todo el proceso del método científico es riguroso y que emplea una serie de procesos que intenta garantizar, en medida de lo posible, la mejor calidad en los resultados. De forma más práctica, podemos afirmar que el medicamento que usted o algún familiar toma para el control de la glucosa, de la presión arterial, de los lípidos o de alguna otra condición particular, fue aprobado por alguna agencia reguladora (llámese COFEPRIS en nuestro país, por ejemplo). ¿Y por qué está aprobado? Porque la evidencia disponible al momento de someter la solicitud de aprobación para comercializar el fármaco o molécula en cuestión aporta información que tiene muy alta probabilidad de brindar un beneficio clínico contra alguna enfermedad determinada. ¿Y de dónde viene esa evidencia que indica que un medicamento "X" tiene muy alta probabilidad de aportar un beneficio para alguna enfermedad "X"? Pues la evidencia proviene de diversas investigaciones que fundamentan el uso de alguna molécula que, en su momento se consideró como "experimental", y que hoy en día sirve para el tratamiento de una o varias enfermedades; y dichas investigaciones, por supuesto, se realizan gracias al método científico, es decir la ciencia.

Ahora bien, el desarrollo de los múltiples avances en tratamientos, como lo comentamos en el párrafo anterior, se basa en la evidencia obtenida por algunos tipos de estudios utilizados en investigación, de los cuales destacan los ensayos clínicos. Si usted, querido (a) lector (a), googleara el término "ensayo clínico" encontrará distintas definiciones y subtipos de estos, pero que de manera global podemos resumir que consiste en un método de investigación científica que se realiza para responder interrogantes específicas sobre la seguridad y eficacia de algún tratamiento, medicamento, dispositivo o intervención en salud. Asimismo, este pasa por distintas fases (cuatro, para ser específicos) por las que se estudia la molécula, dispositivo o intervención en cuestión para evaluar seguridad, dosis adecuada, posibles efectos secundarios y el comportamiento de lo estudiado una vez que se ha comercializado, todo esto utilizando múltiples cálculos ya preestablecidos en el área de la bioestadística.

Pero más allá de lo que en números y palabras se pueda presentar el resultado de una investigación, quisiera ahora comentar sobre el pilar fundamental para la obtención de esta evidencia científica y que, en opinión de este servidor, constituye la prioridad de todos los avances existentes y por existir, las personas.

Cuando comentamos acerca de nuestro crecimiento filosófico e intelectual, es poco probable no admirarnos de lo que hemos logrado como colectivo, y más aún cuando las aportaciones de muchos a lo largo de nuestra historia han tenido un impacto imborrable. Abordo esta pequeña premisa en un complicado intento de ejemplificar el viejo de adagio de "todos somos únicos e irrepetibles". Para nuestro entender, la sociedad es un ente complejo que sabemos que está ahí, que lo conocemos y lo percibimos, pero en contadas ocasiones intentamos visualizar a cada integrante como una unidad fundamental, el cual posee una historia y un contexto psicosocial únicos lo que, en apelativo del adagio "todos somos únicos e irrepetibles", nos refrenda la complejidad del ser humano que no debe ser hecha a un lado.

La medicina se ha enriquecido por el gran valor académico que el crecimiento de la ciencia ha provisto, principalmente en los siglos XX y XXI. Enumerar los descubrimientos que han promovido el progreso en esta área sería casi imposible; sin embargo, cabe destacar que ramas como la oncología, cardiología, cirugía y neurología, por mencionar unos ejemplos, son referentes en la investigación continua para dilucidar múltiples intervenciones, tratamientos, métodos de diagnóstico, etc.

Para nuestros fines, enfocándose en la neurología, este campo ha experimentado avances significativos gracias a la investigación, lo que ha permitido un mejor entendimiento en el diagnóstico y tratamiento. En concreto, desarrollo de estudios de neuroimagen, tecnología de estimulación cerebral profunda, descripción de mecanismos fisiopatológicos en neuroinflamación y enfermedades autoinmunes, integración de inteligencia artificial y descubrimiento de nuevos tratamientos para enfermedades neurodegenerativas son algunos ejemplos de las actualidades en neurología.

Por su parte, las demencias no son la excepción. Dado el panorama epidemiológico alarmante, en términos de proyecciones sobre la cantidad de personas que padecerán demencias en el mundo, es que gran parte del enfoque lo recibe este espectro de padecimientos.

Sin embargo, a diferencia de las demás ramas de la medicina, los estudios y ensayos clínicos llegan a veces a verse limitados por la falta de inclusión de pacientes con demencias, causando así una falta de evidencia para el tratamiento adecuado de estas enfermedades. Las razones para este fenómeno son diversas, pero destaca el hecho de que, en términos de ética en investigación, se pretende "proteger" a estas personas de probables riesgos a encontrar en algún estudio, derivados del deterioro cognitivo que muchas veces presentan. No obstante, esta visión puede ser contraproducente al restringir el acceso a este tipo de estudios, resultando en falta de datos que, hipotéticamente, serían útiles en el futuro para mejorar los tratamientos que se brinden a esta población.

Resulta evidente que, hoy por hoy, nos encontramos ante una era que revolucionará la medicina. Contrario a lo que muchos pudiéramos pensar de acuerdo con nuestro contexto sociocultural (principalmente en Latinoamérica), estos tiempos, que están dominados por la interacción con la tecnología, han manifestado una aceleración que día con día aumenta en términos de conocimiento. Cada vez tenemos más información, y en consecuencia, deseamos saber más y entender más. Y medicina para nada es la excepción. Nuestra área es constantemente bombardeada por mayores cantidades de evidencias que, si no estamos conscientes de este nuevo contexto, dejaremos pasar de lado, lo que resalta la importancia de la actualización continua en todos (as) los (las) profesionales de la salud.

Como ejemplo, tenemos los nuevos alcances en oncología. Padecimientos que hace más de 15 años significaban, coloquialmente, enfermedades terminales que no tenían forma de tratarse; sin embargo, hoy por hoy existen diversas estrategias basadas en quimioterapias, cirugías, radioterapia, terapia dirigida, anticuerpos monoclonales, etc. que cada vez más acercan a la utopía de la cura del cáncer. Si estamos en este punto en esta rama de la medicina, ¿qué nos detiene para desarrollar mejores manejos en enfermedades neurodegenerativas?; o mejor aún, en el futuro, ¿qué nos detiene para encontrar la cura de las demencias?

Parto de esta última pregunta para inspirar la presente obra. Como abordaremos más adelante, las demencias representan un problema de salud pública por el alto riesgo que las personas tendremos para desarrollarla por la creciente esperanza de vida en la población; pero también sabemos que se trata de una enfermedad devastadora, que en muchas ocasiones deteriora física, emocional y hasta económicamente a los pacientes y sus familias. Por su parte, los tratamientos convencionales tienen efectos clínicos, pero que en la mayoría de los casos no ayudan a retrasar la progresión de la enfermedad, y el deterioro se ve incrementado por la falta del manejo integral adecuado por falta de personal capacitado (neurología, fisioterapia, psicología, enfermería, etc.).

Por tanto, el objetivo en esta obra es hablar sobre las perspectivas científicas a futuro para el desarrollo de nuevas intervenciones en las demencias, pero también importante es resaltar la relevancia que tiene la condición psicosocial de los pacientes y sus cuidadores, dado el gran valor científico y humanístico que estos proveen y que actualmente constituyen parte del manejo integral.

En el capítulo 1 hablaremos sobre una breve descripción de las demencias en cuanto a la epidemiología, diagnóstico y tratamiento. En el capítulo 2 se trata el tema de la ética en investigación, un recuento histórico de su desarrollo y las implicaciones científicas y bioéticas de la inclusión de grupos vulnerables en ensayos clínicos. En el capítulo 3 se dedicará el espacio para tratar los dilemas bioéticos de la inclusión de pacientes con demencias y cómo, a lo largo de los últimos cuarenta años, se han desarrollado estrategias para adecuarse a las particulares condiciones que pudieran vulnerar los derechos de personas con demencias, pero que a su vez su inclusión permitirá en un futuro el desarrollo de tratamientos más innovadores. En el capítulo 4 abordaremos las perspectivas de los pacientes y los cuidadores, un punto clave que permite y permitirá una visión holística y humanística del panorama del padecimiento, y que en el futuro mejorará la relación entre el binomio paciente-cuidador y el equipo multidisciplinario tratante. Y, finalmente, en el capítulo 5 abordaremos un pequeño resumen del futuro en la prevención, diagnóstico y tratamiento de las demencias, gracias a la incursión de estudios de neuroimagen y genética médica que actualmente son referentes en esta rama de la neurología.

Asimismo, pretendo dar una redacción más amigable para el público no familiarizado con la medicina y otras áreas afines. Por tal motivo, al final encontrará un glosario con algunos conceptos incluidos en la obra para su comodidad.

Espero que este escrito le sea de utilidad, ya que tiene como objetivo el ser otra de múltiples vías que existen en la actualidad para divulgar todas estas ideas relacionadas a la ética en investigación y las demencias y que, en opinión de este servidor, trascenderán en un futuro que estoy seguro alcanzaremos a ver.

¡Gracias!

1. INTRODUCCIÓN A LAS DEMENCIAS

1.1 Definición

Un tema que es de gran preocupación en la salud de los individuos, y por supuesto en materia de salud pública, es el deterioro cognitivo, en un entendido coloquial de cualquier forma de alteración en las funciones cognitivas desde las presentaciones clínicas más leves hasta las formas más graves, como la demencia. Concepto lejano a la realidad.

Es importante distinguir de forma técnica ambos conceptos. En términos básicos, el deterioro cognitivo leve (DCL) se define como una función cognitiva más baja que la esperada en una evaluación neurocognitiva objetiva (ej. Mini mental de Folstein con puntuación de 25 puntos o menos, o 18-25 puntos el Montreal Cognitive Assessment), pero que no condiciona significativamente las actividades diarias de una persona. Por su lado, la demencia se define como una pérdida crónica de al menos dos o más habilidades cognitivas causadas por una enfermedad cerebral o por lesión directa y, a diferencia del DCL, esta sí provoca en los pacientes alteraciones significativas en sus actividades diarias (ej. Memoria, funciones ejecutivas, lenguaje, alimentación, etc.). A su vez, la demencia tiene distintas presentaciones clínicas, entre las que destacan la enfermedad de Alzheimer (EA), enfermedad por cuerpos de Lewy y demencia frontotemporal (DFT).

1.2 Epidemiología

Las estimaciones epidemiológicas de esta enfermedad, a nivel mundial, han cambiado de acuerdo con la perspectiva y datos disponibles para distintos tiempos. De manera general, se sabe que aproximadamente 55 millones de personas en el mundo viven con demencia (según cifras publicadas por la OMS en 2023); y se estima que, para 2050, este número incremente a 139 millones de pacientes.

Por su parte, en Latinoamérica algunos esfuerzos se han realizado en aras de estimar la prevalencia en esta región del mundo. Por ejemplo, Ribeiro y cols. en 2022 publicaron un metaanálisis en la revista *"Ageing Research Reviews"*, en el que estimaron una prevalencia de 10.66% de demencia en Latinoamérica y el Caribe, así como una mayor prevalencia en mujeres que en hombres (8.97% vs 7.26%). A pesar de las limitaciones estadísticas de este estudio, cobran relevancia las variables que posiblemente tengan influencia en estos resultados como lo son el sexo, edad, estatus social, nivel académico y la capacidad económica y profesional de distintos gobiernos para hacer estudios que estimen la prevalencia de esta enfermedad en sus poblaciones. Si bien se requiere cautela al interpretar este tipo de resultados en nuestra región, destacan las brechas sociales, económicas y académicas que nos separan de otras regiones y países del mundo en cuanto al estudio complejo y profundo para obtener datos epidemiológicos más concisos de esta enfermedad.

Otro dato alarmante es el elevado costo de la enfermedad en cuanto a tratamientos, medios de diagnóstico, cuidadores, etc. Por ejemplo, se sabe que, a nivel mundial, la cifra se eleva a $1.3 trillones de dólares, lo que ilustra el alto nivel de problema para la salud pública que representa esta entidad. A su vez, Latinoamérica expresa números también preocupantes en cuanto al tema del costo por el padecimiento. Si bien no hay estadísticas globales en esta región, algunos estudios a lo largo de este siglo han intentado abordar este tema. Por ejemplo, en 2021 Alva Diaz y cols. realizaron un metaanálisis sobre el costo de la demencia frontotemporal en Latinoamérica. Dichos autores evaluaron estudios de Argentina, Perú y Brasil en los que reportaron gastos directos por paciente de $5,423.00, $6,555.00 y $10,166.64 dólares anuales promedio, respectivamente. Asimismo, en un estudio en Brasil elaborado por Ferretti y cols. en 2015 se informó sobre los gastos indirectos anuales en ese mismo país, resultando en cifras de $13,468.80, $18.106.80 y $19,736.40 dólares anuales promedio estratificadas por las etapas de demencia leve, moderada y severa, respectivamente, representando un 69-169% de los ingresos familiares.

1.3 Diagnóstico

El diagnóstico de la demencia involucra un proceso complejo y sistemático que integra la evaluación clínica (exploración física neurológica y examen mental), evaluación neurocognitiva (mediante instrumentos validados y basados en cuestionarios y ejercicios) y, de ser necesario, estudios de laboratorio y neuroimagen.

Actualmente, los pasos a seguir en el abordaje de un (a) paciente podrían resumirse de la siguiente forma:

Evaluación inicial y examen mental: Representa el inicio del abordaje diagnóstico implementando una historia clínica. En esta última, es fundamental el énfasis en el examen físico y la semiología del padecimiento. Al ser el paso inicial, es crucial para identificar cambios en la conducta y déficits importantes en algunos dominios cognitivos como la memoria, funciones ejecutivas, lenguaje, habilidades visoespaciales, apraxia, entre otros, lo que brinda información para diferenciar entre los tipos de demencia.

Evaluación funcional y cognitiva: Por otro lado, aunado a la información que el/la médico (a) pueda obtener del abordaje inicial, es imprescindible el uso de otras herramientas. Dos principales destacan en términos de diagnóstico de la demencia, la prueba de Mini-Mental State (MMSE) y la evaluación cognitiva de Montreal (MoCA). Ambas son útiles para evaluar la severidad y el patrón de daño cognitivo, así como el análisis funcional el cual se refiere al impacto del padecimiento en las actividades diarias.

Exámenes de laboratorio e imagen: Cobran relevancia los estudios de resonancia magnética (RM) de cráneo y la tomografía computarizada (TC) de cráneo. Estos, si bien no son de rutina, pueden utilizarse para descartar otras causas de deterioro cognitivo como los hematomas o alteraciones cerebrovasculares. Asimismo, ayuda a identificar patrones radiológicos compatibles con demencias, como la atrofia hipocampal en la EA. Otras causas metabólicas como los déficits multivitamínicos o enfermedades tiroideas pueden ser causantes y se pueden evaluar mediante exámenes de laboratorio.

Diagnóstico diferencial: El diagnóstico diferencial es necesario para establecer la diferenciación entre los distintos tipos de demencia, llámese la EA, demencia vascular, DFT, demencia por cuerpos de Lewy, demencia por Parkinson, entre otros, para determinar el tratamiento más adecuado.

1.4 Tratamiento

El abordaje terapéutico actual de las demencias involucra la implementación de estrategias farmacológicas y no farmacológicas.

En cuanto al tratamiento no farmacológico, este se centra en la atención integral de los y las pacientes respecto a sus funciones ejecutivas, motoras y sociales. En este sentido, cobra relevancia el abordaje multidisciplinario compuesto por médicos trabajando en conjunto con personal de fisioterapia, enfermería, psicología y nutrición clínica, por mencionar algunos ejemplos. Dado que no sólo el tratamiento farmacológico es la esencia del manejo, el personal adjunto aporta distintas perspectivas para abordar las alteraciones presentes en los pacientes pues la enfermedad, al ser crónico-degenerativa, causa detrimento en los aspectos psicosocial, nutricional y cognitivo, requiriendo un manejo individualizado para mejorar el pronóstico y la calidad de vida.

Por otro lado, el tratamiento farmacológico incluye aquellos medicamentos tomados vía oral que sirven para limitar la aceleración de la progresión de la enfermedad. Dicho de otra forma, mitiga los síntomas que se presentan a lo largo del padecimiento. Los agentes más frecuentemente utilizados en el tratamiento farmacológico son los inhibidores de acetilcolinesterasa, los cuales incluyen el donepezilo, rivastigmina o la galantamina, por mencionar algunos, los cuales aumentan la señalización de la acetilcolina; y, por otra parte, se utilizan los antagonistas de receptores NMDA, cuyo mayor representante es la memantina, los cuales se encargan de modular la señalización de glutamato. Ambos grupos de medicamentos son la base del tratamiento farmacológico, pues sus mecanismos de acción se traducen en una mejoría de los síntomas al mediano y largo plazo.

Todas estas estrategias constituyen en conjunto un manejo que, a lo largo de este siglo, se ha refinado para responder a las distintas necesidades psicosociales y orgánicas de este tipo de pacientes. Sin embargo, a pesar de los modernos tratamientos disponibles, aún existe más por hacer para brindar un mayor beneficio a pacientes con demencias, pero cuyo objetivo se ve obstaculizado por variables que causan brechas y que, a su vez, dificultan el desarrollo de nuevas moléculas y/o intervenciones capaces de satisfacer la demanda de mayor innovación en esta área; y son esas mismas variables, como económicas, sociales, familiares y el propio deterioro cognitivo per se, las cuales nos corresponde establecer nuevas y mejores estrategias para cumplir estos objetivos.

REFERENCIAS

- Alva-Dìaz, C., Malaga, M., Rodriguez-Calienes, A., Morán-Mariños, C., Velásquez-Rimachi, V., & Custodio, N. (2021). Costs Related to Frontotemporal Dementia in Latin America: A Scoping Review of Economic Health Studies. *Frontiers in Neurology*, *12*, 684850. https://doi.org/10.3389/fneur.2021.684850
- Arvanitakis, Z., Shah, R. C., & Bennett, D. A. (2019). Diagnosis and Management of Dementia: Review. *JAMA*, *322*(16), 1589. https://doi.org/10.1001/jama.2019.4782
- Baratono, S., & Press, D. (2023). What Are the Key Diagnostic Cognitive Impairment and Dementia Subtypes and How to Integrate all of the Diagnostic Data to Establish a Diagnosis? *Clinics in Geriatric Medicine*, *39*(1), 77–90. https://doi.org/10.1016/j.cger.2022.08.002
- Ferretti, C. E. L., Nitrini, R., & Brucki, S. M. D. (2015). Indirect cost with dementia: A Brazilian study. *Dementia & Neuropsychologia*, *9*(1), 42–50. https://doi.org/10.1590/S1980-57642015DN91000007
- for the Alzheimer's Disease Neuroimaging Initiative, Wang, G., Estrella, A., Hakim, O., Milazzo, P., Patel, S., Pintagro, C., Li, D., Zhao, R., Vance, D. E., & Li, W. (2022). Mini-Mental State Examination and Montreal Cognitive Assessment as Tools for Following Cognitive Changes in Alzheimer's Disease Neuroimaging Initiative Participants. *Journal of Alzheimer's Disease*, *90*(1), 263–270. https://doi.org/10.3233/JAD-220397
- Henríquez, F., Cabello, V., Baez, S., Souza, L. C. D., Lillo, P., Martínez-Pernía, D., Olavarría, L., Torralva, T., & Slachevsky, A. (2022). Multidimensional Clinical Assessment in Frontotemporal Dementia and Its Spectrum in Latin America and the Caribbean: A Narrative Review and a Glance at Future Challenges. *Frontiers in Neurology*, *12*, 768591. https://doi.org/10.3389/fneur.2021.768591
- Magdy, R., & Hussein, M. (2022). Cognitive, Psychiatric, and Motor Symptoms–Based Algorithmic Approach to Differentiate Among Various Types of Dementia Syndromes. *Journal of Nervous & Mental Disease*, *210*(2), 129–135. https://doi.org/10.1097/NMD.0000000000001428
- Ribeiro, F., Teixeira-Santos, A. C., Caramelli, P., & Leist, A. K. (2022). Prevalence of dementia in Latin America and Caribbean countries: Systematic review and meta-analyses exploring age, sex, rurality, and education as possible determinants. *Ageing Research Reviews*, *81*, 101703. https://doi.org/10.1016/j.arr.2022.101703

- Smallfield, S., Metzger, L., Green, M., Henley, L., & Rhodus, E. K. (2024). Occupational Therapy Practice Guidelines for Adults Living With Alzheimer's Disease and Related Neurocognitive Disorders. *The American Journal of Occupational Therapy*, *78*(1), 7801397010. https://doi.org/10.5014/ajot.2024.078101

2. ÉTICA EN LA INVESTIGACIÓN MÉDICA Y LA INCLUSIÓN DE GRUPOS VULNERABLES

2.1 Definición, historia y evolución.

Para entrar en materia, podríamos definir a la ética en investigación médica como el conjunto de principios, normas y valores que guían el diseño, la realización y aplicación de estudios científicos relacionados a la salud, con el objetivo de garantizar la protección y el respeto a la dignidad, los derechos y bienestar de los pacientes.

Hoy en día, entendemos que la ética rige la investigación al considerar principios fundamentales que deben respetarse al momento de ampliar el conocimiento en algún área médica determinada, y en dichos principios se consideran como mínimo tres fundamentales:

- Respeto a las personas. Cuatro preceptos deben cumplirse para satisfacer este principio:
    o Los sujetos deben autorizar voluntariamente su participación.
    o Se les deben otorgar información detallada y comprobada mediante el consentimiento informado.
    o La privacidad y confidencialidad de los participantes deben quedar completamente protegidas.
    o Los participantes tienen derecho a retirarse del estudio en cualquier momento que deseen, sin penalizaciones ni restricciones.
- Beneficencia: El diseño del estudio debe maximizar el beneficio y minimizar los riesgos de efectos adversos no deseados. En otros términos, los riesgos del estudio deben justificarse por los beneficios esperados en el estudio, de tal manera que los primeros no sobrepasen a los segundos.
- Justicia: Este concepto refiere a una adecuada distribución de riesgos y beneficios en toda la muestra estudiada; es decir, aquellos sujetos en los que se aplicara el estudio, y que no se debe seleccionar arbitrariamente a un grupo de participantes a recibir una intervención, o no recibirla, por cualquier razón existente (raza, sexo, género, disponibilidad, etc.).

En este contexto, la ética en investigación se entiende como un concepto en términos humanísticos y legales que rigen las prácticas relacionadas para proteger las garantías individuales de los pacientes. Si bien, nuestro entendimiento actual nos lleva a la aplicación de estos principios, muchos eventos a lo largo de nuestra historia propiciaron que se llevaran a cabo muchos consensos que dieron a lugar que, hoy por hoy, conozcamos este conjunto de reglas y preceptos a seguir en la investigación médica.

La ética en investigación, a lo largo del siglo XIX y casi finales del siglo XX, se entendía más como un concepto académico que aludía a los derechos de las personas pero que no podía concretarse en la práctica habitual. Desafortunadamente, la historia y evolución en este ámbito estuvieron marcadas por sucesos trágicos a lo largo del periodo mencionado, los cuales expusieron la necesidad de proteger a los seres humanos que se vieran involucrados en algún estudio científico.

Durante el siglo XIX, en febrero de 1822, nació en Birmingham Sir Francis Galton, científico victoriano, explorador, meteorólogo y estadístico. Sus aportaciones han sido diversas en los campos de la meteorología, estadística, criminología, psicología y biología; sin embargo, destaca que fue a finales del siglo XIX, aproximadamente en la década de 1880, posterior a haber leído la obra de "El origen de las especies" de Charles Darwin, que despertó en él un profundo interés en "la mejora" de la especie, lo que lo llevó a acuñar el término "eugenesia". Se entendía dicho término como un concepto científico que privilegiaba a individuos y colectivos con distintas características afines a la "superioridad" (color de ojos, color de piel, estatura, ingenio, ausencia de enfermedades, etc.), ideología que no tardó mucho en propagarse a otras partes del mundo.

En consecuencia, algunos países adoptaron estas prácticas, de los cuales fueron más notorios Estados Unidos y Alemania. Aproximadamente tres décadas antes del ascenso de Adolf Hitler, en Alemania muchos médicos y científicos ya promovían ideas eugenésicas, incorporándolas a sus políticas de salud pública. Por otro lado, las mismas ideas eran fundamentadas en términos de "moral y filantropía" por parte de científicos estadounidenses que también apoyaban esta ideología.

Durante la segunda guerra mundial, además de los atroces sucesos bélicos y de lesa humanidad perpetuados en todos los bandos, caben destacar también algunos experimentos nazis que, desafortunadamente, se realizaron en su mayoría con prisioneros de la guerra y pacientes neuropsiquiátricos, en pro de "favorecer al estado" y basándose en el pensamiento eugenésico. Por ejemplo, existen registros de investigaciones nazis para evaluar la respuesta al frío exponiendo a personas al congelamiento en tiempos de invierno, mientras que en el campo de la farmacología se perpetuaron otros ensayos evaluando nuevos medicamentos. En específico, la compañía I.G.Farben, corporación que fusionó a las compañías Hoechst y Bayer y que alcanzó casi el completo monopolio de desarrollo de medicamentos y químicos en Europa en tiempos de la segunda guerra mundial, desarrolló estudios basados en la inoculación arbitraria de tifo, erisipela, fiebre escarlatina y diarrea paratifoidea en los participantes, para estudiar nuevas sustancias farmacológicas para el tratamiento de dichos agentes, y todo esto gracias a la adición de una subsidiaria de la misma compañía anexándose a los campos de concentración en Auschwitz. No hace falta mencionar que todos estos estudios fueron en contra de los principios básicos de protección a los participantes, pues ninguna norma de ética en investigación fue llevada a cabo.

No fue sino hasta el final de la segunda guerra mundial que se expusieron ante el mundo estos sucesos perpetuados por el tercer Reich, en específico durante los llamados juicios de Nuremberg. Estos fueron llevados a cabo por la corte militar internacional entre 1945 y 1949 para enjuiciar los crímenes de lesa humanidad perpetuados por el régimen nazi, y fue en 1947 cuando, posterior a encontrar culpables a veinticuatro ejecutivos y científicos de la compañía I.G. Farben por cargos relacionados a la esclavitud y experimentación con prisioneros, es que se constituyó el llamado "Código de Nuremberg".

El código de Nuremberg es considerado el primer documento de alcance internacional que abordó, en conjunto, las normas éticas que debían regir la investigación médica, basándose en el principio hipocrático "Primum Non Nocere" (primero, no hacer daño). A raíz de los acontecimientos que encausaron el desarrollo de este documento, fue que recibió una gran aceptación a nivel mundial en aras de prevenir cualquier repetición de la tragedia nazi. Dicho documento estableció tres elementos básicos que, varios años más tarde, basaron la elaboración de otras declaraciones éticas y regulaciones en investigación, los cuales fueron: Consentimiento voluntario informado, análisis de riesgo/beneficio y el derecho de retirarse sin repercusiones.

Del otro lado del mundo, existieron también otros desafortunados ejemplos que, consonantes con los infames estudios nazis, expusieron muchas malas prácticas en investigación. Uno de los principales fue el estudio Tuskegee, estudio iniciado en 1932 y el cual recibió fondos por parte del departamento de salud pública de Estados Unidos para investigar la historia natural de la sífilis no tratada en humanos. Como su planteamiento indica, el estudio tuvo como objetivo evaluar a pacientes ya conocidos como infectados por el Treponema Pallidum (agente etiológico de dicha enfermedad) sin tratamiento y someterlos a exámenes de laboratorio y otras intervenciones únicamente para observar el curso de la enfermedad. Si ya por su esencia es un acto trágico, también cobra pesar el hecho de que los sujetos no estaban conscientes del objetivo de la investigación por la vulnerante condición socioeconómica subyacente; los participantes eran, en su mayoría, campesinos afroamericanos pobres de Macon County, Alabama, que participaron con la promesa de que recibirían tratamiento médico para su padecimiento. Durante el estudio, en 1943, se hizo patente el uso de la penicilina para el tratamiento de la sífilis y, aunque el medicamento ya estaba disponible y recomendado para tratar la enfermedad, los investigadores del estudio Tuskegee decidieron continuar el seguimiento de los pacientes por más años para observar los cambios que pudieran suceder sin tratamiento. No fue sino hasta 1972 que, gracias a una filtración y posterior publicación en el New York Times, que se detuvo el estudio, dejando otro de muchos precedentes sobre la explotación humana disfrazada de progreso en la ciencia.

Como el anterior, muchos ejemplos han existido a lo largo de la historia de la investigación en el área de la salud. Pero, así como varios sucesos trágicos de esta índole tuvieron lugar en distintas partes del mundo, también su mera existencia encausó más esfuerzos en aras de "evolucionar" los alcances regulatorios nacionales e internacionales en materia de investigación médica.

Otro de los avances que constituyeron un pilar en la normativa de ética en investigación fue la declaración de Helsinki, la cual fue elaborada por la Asociación Médica Mundial (AMM). Esta fue creada a raíz de la necesidad de obtener mayores regulaciones en cuanto a estudios en los que se experimentara con sujetos humanos, todo esto principalmente por las brechas éticas observadas durante la segunda guerra mundial. Fue durante la décimo octava reunión de la AMM en junio de 1964 que se elaboró este documento, el cual tuvo como objetivo establecer los principios éticos para investigadores titulares que dirigieran ensayos biomédicos que involucraran a seres humanos durante el proceso; asimismo, se enfatizó en el cumplimiento de la regulación ética mediante la adición de dos puntos importantes al Código de Núremberg: los intereses de los participantes deben siempre estar por encima de los intereses de la sociedad y cada participante debe recibir el mejor tratamiento posible disponible.

Cabe mencionar que también, posterior a los eventos relacionados al estudio Tuskegee finalizado en 1972, fue en 1973 cuando en el senado de Estados Unidos se presentó el tema de las regulaciones requeridas en la investigación con sujetos humanos, y en 1974 se promulgó la Ley Nacional de Investigación, siendo la primera regulación en una nación con alcances medicolegales para la protección de los sujetos humanos en cualquier estudio. Asimismo, además de cuidar los derechos de los participantes humanos, sentó las bases de lo que hoy en día se ha establecido como la base de la regulación ética en investigación con seres humanos, en dos puntos fundamentales: la instauración de los comités de ética y la creación de órganos federales para la vigilancia del cumplimiento de estas normas (por ejemplo, en ese año en Estados Unidos se instauró la Comisión Nacional para la Protección de Sujetos Humanos en Investigación Biomédica y de Comportamiento).

Finalmente, otro de los ejemplos en la evolución histórica de la ética en investigación fue la publicación en 1979 del Reporte Belmont. Este consistió en un documento que lleva su nombre por la Conferencia en el Centro Belmont en el Instituto Smithsoniano en 1978; y el cual, recabando los avances obtenidos hasta ese momento del siglo XX, describió los tres principios éticos fundamentales que rigen la investigación con sujetos humanos: Respeto a las personas, beneficencia y justicia, principios detallados en la primera página de este capítulo.

2.2 Equidad, inclusión y el rol de los grupos vulnerables.

Los procesos para lograr los múltiples avances en métodos de diagnóstico y tratamientos médicos han sido muchos en cuanto a cantidad. Si bien, la actual evidencia es inmensurable por todos los esfuerzos en distintas áreas de la medicina, es también sabido que existen brechas que limitan la visibilidad de las necesidades de grupos vulnerables, los cuales en la mayoría de los casos no se ven representados en los diseños metodológicos de diversos estudios.

El concepto de vulnerabilidad proviene del latín *"vulnerabilis"*, que hace alusión a aquellos que pueden ser heridos. Este fue considerado por primera vez en el reporte Belmont que, en su tercer principio de Justicia, se hizo énfasis en las poblaciones vulnerables las cuales se ejemplificaron con las minorías raciales, los desfavorecidos económicamente y personas de diferentes capacidades físicas y cognitivas. De acuerdo con este mismo documento la vulnerabilidad se define como aquella condición desfavorable que puede permanecer aun cuando la información indicada se provee a una persona. En otros términos, más prácticos, se trata de abordar características individuales que probablemente pongan en riesgo a una persona por una falta de capacidad para entender las probables desventajas que tenga la implementación de un tratamiento y/o intervención, ya sean aprobados o experimentales.

En muchas ocasiones estos grupos son excluidos de ensayos clínicos por una combinación de factores importantes como lo son la logística, la infraestructura y criterios de inclusión para los estudios. Por ejemplo, en la mayoría de los casos los criterios de inclusión excluyen pacientes con comorbilidades (por ejemplo, diabetes, hipertensión o deterioro cognitivo) lo que, en términos prácticos, invisibiliza a ciertas poblaciones en las que estas enfermedades tienen mayor prevalencia. Asimismo, otras limitantes logísticas incluyen el transporte, imposibilidad financiera de los participantes y barreras de lenguaje, todos estos que afectan desproporcionadamente a ciertos individuos y restringiendo más sus posibilidades de ser partícipes en algún estudio.

Para fines de la evidencia que se pueda obtener en un estudio, la exclusión de grupos vulnerables confiere ciertos problemas bioéticos y metodológicos. En el primer punto, estas prácticas se contraponen a los principios que rigen la investigación biomédica por la restricción que reciben estos grupos a los potenciales beneficios que un medicamento o intervención experimental pudiera tener en ellos. Por otro lado, los resultados pueden verse comprometidos al no poder generalizar los hallazgos es una investigación determinada, dado que puede o no reflejar la realidad de una población en particular. Por tanto, las limitantes bioéticas y metodológicas dadas por la exclusión de los grupos vulnerables pueden resultar en la incertidumbre sobre la eficacia y la seguridad de algunos tratamientos, lo que potencialmente podría provocar una atención médica subóptima a aquellos pertenecientes a este mismo tipo de grupos.

En este contexto, no se debe olvidar también la conjunción de los principios de beneficencia y justicia que dictan la obligación de buscar maximizar los beneficios en la población estudiada, sin excluir de este probable beneficio a alguna persona de forma arbitraria por su condición social, económica, física, cognitiva, etc. Por tanto, es importante señalar que los grupos vulnerables tienen relevancia por el simple hecho de pertenecer a la sociedad; y en específico, en investigación médica, su consideración es crítica en términos de equidad e inclusión (que, por supuesto, son parte del principio de Justicia) y, por otro lado, refuerza el acervo académico al afrontar las disparidades en salud puestas en escena por las diferencias socioeconómicas, psicosociales y culturales de los individuos en todos los colectivos.

En la actualidad, diversos esfuerzos se han realizado para superar estas limitantes que pueden restringir la inclusión de estos grupos en los diseños de ensayos clínicos. Por mencionar un ejemplo, Akimoto y cols. en 2023 publicaron una revisión narrativa sobre los desafíos ante la inclusión de grupos frecuentemente excluidos de ensayos clínicos sobre tratamientos contra el cáncer. En esta revisión se expusieron puntos clave que pueden limitar la inclusión de estos participantes como lo son las disparidades raciales, características clínicas de los participantes (por ejemplo, el estadio clínico, tratamientos previos, comorbilidades, etc.) que no los convertían en candidatos para enrolarse en algún ensayo clínico y dado por la escasez de estudios que pudieran aceptarlos aún con estas características, lejanía de los centros de investigación en los que se realizaran estos ensayos, sesgos de los investigadores, infraestructura limitada y falta de entrenamiento del personal en los centros de reclutamiento; y por otra parte, enfatizaron en posibles soluciones para solventar estas limitantes como la integración de estos procesos con políticas anti racismo, descentralización de los ensayos clínicos y uso de telemedicina, mejor entrenamiento al personal, adaptación del consentimiento informado al lenguaje de los participantes, adaptación del diseño metodológico a las características sociodemográficas de la población y el impulso de cambios a nivel político para promover la inclusión y equidad en ensayos clínicos para el tratamiento del cáncer.

En síntesis, la ética en investigación médica ha tenido un curso histórico evolutivo y cambiante, impulsado por diversos sucesos que promovieron la visualización de los derechos humanos ante la ley de tal manera que nadie pueda transgredirlos en estudios que involucren experimentación con humanos. En la actualidad, y gracias a los cambios normativos en términos de bioética, es que visualizamos a los sujetos como individuos; sin embargo, aún queda pendiente visualizar también a los grupos vulnerables que a lo largo del tiempo han sido, en la mayoría de las ocasiones, excluidos de diversos ensayos clínicos, lo que se traduce en una necesidad actual de mejorar los procesos en aras de cumplir con la equidad e inclusión que se deben extender hacia los pacientes.

REFERENCIAS

- Akimoto, K., Taparra, K., Brown, T., & Patel, M. I. (2023). Diversity in Cancer Care: Current Challenges and Potential Solutions to Achieving Equity in Clinical Trial Participation. *The Cancer Journal*, *29*(6), 310–315. https://doi.org/10.1097/PPO.0000000000000675

- Artal, R., & Rubenfeld, S. (2017). Ethical issues in research. *Best Practice & Research Clinical Obstetrics & Gynaecology*, *43*, 107–114. https://doi.org/10.1016/j.bpobgyn.2016.12.006

- Atutornu, J., Milne, R., Costa, A., Patch, C., & Middleton, A. (2022). Towards equitable and trustworthy genomics research. *eBioMedicine*, *76*, 103879. https://doi.org/10.1016/j.ebiom.2022.103879

- Friesen, P., Kearns, L., Redman, B., & Caplan, A. L. (2017). Rethinking the Belmont Report? *The American Journal of Bioethics*, *17*(7), 15–21. https://doi.org/10.1080/15265161.2017.1329482

- Gillham, N. W. (2001). Sir Francis Galton and the Birth of Eugenics. *Annual Review of Genetics*, *35*(1), 83–101. https://doi.org/10.1146/annurev.genet.35.102401.090055

- Gilmore-Bykovskyi, A., Croff, R., Glover, C. M., Jackson, J. D., Resendez, J., Perez, A., Zuelsdorff, M., Green-Harris, G., & Manly, J. J. (2022). Traversing the Aging Research and Health Equity Divide: Toward Intersectional Frameworks of Research Justice and Participation. *The Gerontologist*, *62*(5), 711–720. https://doi.org/10.1093/geront/gnab107

- Kurihara, C., Greco, D., Dhai, A., Matsuyama, K., & Baroutsou, V. (2024). Vulnerability, social value and the equitable sharing of benefits from research: Beyond the placebo and access debates. *Frontiers in Medicine*, *11*, 1432267. https://doi.org/10.3389/fmed.2024.1432267

- López-Muñoz, F., García-García, P., & Alamo, C. (2009). The pharmaceutical industry and the German National Socialist Regime: I.G. Farben and pharmacological research. *Journal of Clinical Pharmacy and Therapeutics*, *34*(1), 67–77. https://doi.org/10.1111/j.1365-2710.2008.00972.x

- Parums, D. V. (2024). Editorial: The 2024 Revision of the Declaration of Helsinki and its Continued Role as a Code of Ethics to Guide Medical Research. *Medical Science Monitor*, *30*. https://doi.org/10.12659/MSM.947428

- Polite, B. N., Adams-Campbell, L. L., Brawley, O. W., Bickell, N., Carethers, J. M., Foti, M., Gomez, S. L., Griggs, J. J., Lathan, C. S., Li, C. I., Leonard, J., McCaskill-Stevens, W., & Paskett, E. D. (2025). Charting the Future of Cancer Health Disparities Research: A Position Statement From the American Association for Cancer Research, the American Cancer Society, the American Society of Clinical Oncology, and the National Cancer Institute. *JOURNAL OF CLINICAL ONCOLOGY*.
- Rao, E., Taylor, J., Kaytes, A., Concha-Garcia, S., Riggs, P. K., Smith, D. M., Dubé, K., & Gianella, S. (2024). Vulnerability in Biomedical Research: A Historical Reflection and Practical Implications for HIV Cure-Related Research. *AIDS Research and Human Retroviruses*, *40*(1), 22–27. https://doi.org/10.1089/aid.2022.0136
- Retzer, A., Ciytak, B., Khatsuria, F., El-awaisi, J., Harris, I. M., Chapman, L., Kelly, T., Richards, J., Lam, E., Newsome, P. N., Calvert, M., NIHR Birmingham Biomedical Research Centre REP-EQUITY Group, El-awaisi, J., Filer, A., Shetty, S., Parish, J., Watson, S., Sapey, E., Gillet, C., … Liu, X. (2023). A toolkit for capturing a representative and equitable sample in health research. *Nature Medicine*, *29*(12), 3259–3267. https://doi.org/10.1038/s41591-023-02665-1
- Rice, T. W. (2008). The Historical, Ethical, and Legal Background of Human-Subjects Research. *RESPIRATORY CARE*, *53*(10).
- Spellecy, R., & Busse, K. (2021). The History of Human Subjects Research and Rationale for Institutional Review Board Oversight. *Nutrition in Clinical Practice*, *36*(3), 560–567. https://doi.org/10.1002/ncp.10623
- Washington, V., Franklin, J. B., Huang, E. S., Mega, J. L., & Abernethy, A. P. (2023). Diversity, Equity, and Inclusion in Clinical Research: A Path Toward Precision Health for Everyone. *Clinical Pharmacology & Therapeutics*, *113*(3), 575–584. https://doi.org/10.1002/cpt.2804

3. EL DILEMA ÉTICO EN LA INVESTIGACIÓN SOBRE DEMENCIAS

3.1 Desafíos bioéticos y la investigación en demencias.

Con el creciente acervo académico y cultural, dado también por supuesto por los esfuerzos de crecimiento en la ciencia, muchos métodos de diagnóstico y tratamiento se han validado y se han puesto a nuestro alcance. Por mencionar un pequeño ejemplo, gracias a la implementación de los antihipertensivos es que la esperanza de vida global aumentó drásticamente por sus efectos en el corazón y en vasos sanguíneos, lo que puede reducir las probabilidades de padecer complicaciones relacionadas.

Muchos ejemplos existen en distintos campos de la medicina, como en oncología, cardiología, trasplantes de órganos, retiro de tumores mediante cirugía, etc, pero destaca también el campo de la neurología. En neurología, el enfoque del manejo de sus padecimientos correspondientes ha tomado distintas perspectivas a lo largo de su historia. Hoy en día, no es la excepción en un grupo de disciplinas que poco a poco se enfilan hacia enfoques más personalizados para atender las necesidades específicas de los pacientes; sin embargo, también es sabido que, al igual que todos los campos, posee múltiples limitantes en la búsqueda de nuevos tratamientos, y en particular son las demencias las que plantean distintos desafíos éticos y metodológicos al implementar un ensayo clínico.

Dichos desafíos éticos responden a las características de estos pacientes que, en automático, los convierte en población vulnerable. Tal como abordamos en el capítulo pasado, el reporte Belmont mencionó a las poblaciones vulnerables, y este tipo de pacientes, por su condición cognitiva deteriorada, se les confiere un riesgo importante en términos de ética en investigación biomédica.

Un paciente con demencia, a diferencia de la mayoría de los sujetos en casi cualquier ensayo clínico, se ve en desventaja por su falta de capacidad de entender el estudio en el que, hipotéticamente, puede involucrarse; puede o no conocer los riesgos y beneficios de la intervención, y puede estar o no en condiciones funcionales apropiadas para trasladarse o tomar un medicamento. Estas son algunas de las características que en muchas ocasiones han orillado a una "subrepresentación" de este tipo de pacientes, debido a que la mayoría de los ensayos clínicos no contemplan incluir a pacientes con este nivel de deterioro cognitivo o no se realizan los ensayos correspondientes por las complicaciones éticas, legales y metodológicas, lo que se traduce en una limitante relevante para ofrecer un abordaje más integral para quienes llevan este padecimiento.

Un punto importante para valorar en este tipo de poblaciones es la complejidad para obtener un consentimiento informado adecuado. Como se abordó, el consentimiento informado es un documento que confiere la validez medicolegal para el enrolamiento de un sujeto a un ensayo clínico. En otras condiciones, un (a) participante podría entender los riesgos y beneficios por el estado cognitivo que, idealmente, sería óptimo para estos fines; caso contrario con la mayoría de los pacientes con demencia, dado que poseen una capacidad reducida para la toma decisiones lo que, en términos de bioética, vulnera a estos pacientes por la improbabilidad de entender las ventajas y desventajas de participar en algún estudio.

Por otro lado, así como se plantea las diferencias cognitivas de pacientes con demencia y pacientes con mayor capacidad cognitiva, es fundamental tener en mente el principio de autonomía. Relacionado al respeto a los pacientes en el reporte Belmont, se debe visualizar a los participantes como personas, individuos con distintas perspectivas y formas de pensamiento, por lo que aún con el deseo de proponer un nuevo tratamiento al padecimiento, es necesario valorar también el deseo de los pacientes para ser objeto de estudio; y es el caso de los pacientes con demencia el que plantea otro desafío bioético. A medida que las demencias progresan deterioran la función cognitiva y se convierte más desafiante el respetar la autonomía de las personas afectadas ya que, a excepción de aquellos con una afectación leve, puede que no sea posible evaluar si un (a) probable participante entiende o no los riesgos y beneficios, lo que obliga a tener estas variables en consideración y adecuar estrategias para minimizar lo más posible estos riesgos.

3.2 Participación de pacientes con demencias: Ventajas y desventajas

Participar en un ensayo clínico lleva ciertos beneficios para los pacientes, además de las implicaciones científicas y comerciales. Por supuesto, el principal es la posibilidad de recibir la intervención a estudiar, pero también cobran relevancia los "efectos placebo" por las actitudes, el optimismo, esperanza, etc. que confiere el mismo ambiente, ya sea en los pacientes como también en los cuidadores. Asimismo, los protocolos llevan consigo la oportunidad de recibir mayor atención a la condición general de los pacientes, incluyendo estudios que pueden ser auspiciados por los patrocinadores del ensayo.

Por otro lado, es importante considerar que también existen desventajas de participar en algún ensayo clínico. La principal desventaja que puede tenerse en cuenta son los efectos adversos de la intervención que se estudia. Dado que en la mayoría de los ensayos se estudia un medicamento nuevo, hay que recordar que puede cursar con efectos leves, moderados o severos y el riesgo de presentarlos existe, sin seguridad alguna del grado en que se pueda manifestar. Otro punto importante es la posibilidad de restricción de otros medicamentos, dado que puede sesgar los resultados a obtener y que podrían alterar las conclusiones de algún estudio en particular.

Asimismo, si bien depende de la situación económica de cada individuo, no se debe olvidar que también el participar en un estudio puede involucrar gastos directos para los pacientes, principalmente para el transporte al sitio de estudio, y que puede constituir un obstáculo fundamental para la participación; y en relación a este punto, también es importante considerar que existe una inversión de tiempo que involucra, como mínimo, al binomio paciente-cuidador y que, por nuestro contexto socioeconómico y cultural en Latinoamérica, conlleva un compromiso que obliga a considerar el sacrificio de un día laboral para el (la) cuidador (a) con la probabilidad de que exista un verdadero beneficio clínico para su paciente, ya sea en el corto, mediano o largo plazo.

Si bien, las ventajas y desventajas existen, también cobra relevancia la relación del binomio paciente-cuidador con los profesionales de la salud, en el sentido de ofrecer nuevas estrategias que puedan llevar consigo la mayor probabilidad de beneficio a los pacientes, pero sin dejar de lado la realidad socioeconómica por la que cada individuo pueda cursar. El deseo latente de desarrollar nuevas terapias no debe invisibilizar a este tipo de pacientes que pueden catalogarse como grupos vulnerables que, si bien son meritorios de recibir la mejor atención posible, no hay que dejar de lado que también existen variables que no pueden controlarse y que el transgredir sus efectos contrarios a interés académicos, médicos y científicos sería, a su vez, transgredir la autonomía de los pacientes por lo que el adecuado balance de los intereses de las partes involucradas es la base de la búsqueda de nuevas estrategias que se adecúen a las necesidades objetivas de estos pacientes.

3.3 Nuevas estrategias para la inclusión de pacientes con demencias en la investigación.

De forma histórica, los comités de ética han adoptado una visión conservadora y protectora con pacientes con demencias lo que, paradójicamente, deriva en la exclusión de esta población en la investigación médica. Si bien, se puede visualizar una buena intención derivada de los principios éticos en investigación biomédica, puede considerarse como una práctica paternal y discriminatoria al limitar el desarrollo de nuevas intervenciones basadas en evidencia para la atención de las demencias.

En 2017 Alzheimer Europe, una asociación que reúne a 41 asociaciones de Alzheimer en 36 países de Europa hizo pública una declaración sobre la necesidad de promover la participación de personas con demencias en la investigación clínica. Asimismo, en 2018 en la cumbre nacional del Consejo Asesor Nacional de Estados Unidos sobre la Investigación de Alzheimer resaltó la urgente necesidad de desarrollar diseños de investigación que resulten en programas de atención basados en evidencia para beneficiar a todos los pacientes con demencia.

Por tanto, es sabido que existe preocupación por la falta de evidencia que en parte podría ser debida a las directrices éticas internacionales que rigen la investigación biomédica; sin embargo, el contexto médico actual ha impulsado nuevas visiones que pudieran derivar en mejores estrategias adaptadas a la condición psicosocial y clínicas de los pacientes, sin transgredir sus derechos individuales.

Teniendo en mente el estado actual del acervo académico y científico para el abordaje de las demencias, así como las necesidades particulares de cada paciente, es necesario un cambio que valore la necesidad de nuevos tratamientos para estos pacientes, pero que a su vez se considere la viabilidad de su participación al proteger sus derechos y que provea la evidencia adecuada a lo largo del tiempo.

En 2021, Hojjat Soofi propuso una operacionalización adaptada a las características de los pacientes con demencias y que mejorara el reclutamiento de participantes para ensayos clínicos. En específico, abordó cuatro dimensiones descritas como:

- Integración de la investigación sobre demencias directa en la atención clínica.
- Aumentar el reclutamiento de participantes en etapas preclínicas de demencia.
- Procedimientos legales simplificados para consentimiento por representación.
- Nuevas disposiciones legales en el consentimiento informado, adaptadas a las condiciones de pacientes con demencia.

En tanto estas dimensiones propuestas tienen limitantes importantes que pueden obstaculizar su implementación, bien es cierto que se fundamentan en la visión dirigida hacia la construcción de mejores manejos basados en evidencia. No obstante, a pesar de la dificultad que podría presentarse para implementar cada punto, sientan una base para el desarrollo de más y mejores estrategias que en próximas décadas pueden desarrollarse y obtener mejores resultados para el reclutamiento de pacientes con demencias.

Por otro lado, para abordar las barreras que limitan el reclutamiento de pacientes con demencias en diversos estudios es necesario también adaptar estrategias que mejoren los procesos metodológicos y que cumplan, a su vez, con los principios éticos en investigación. Un ejemplo lo podemos encontrar con el trabajo del equipo de Hayden P. y cols. quienes en 2022 publicaron una propuesta para mitigar los sesgos que pudieran vulnerar a pacientes involucrados en ensayos clínicos aleatorizados por conglomerados (ECAc) que se aplicaran en asilos. Los ECAc refieren a un ensayo clínico en el que la unidad de observación no es per se al paciente, sino a colectivos que pueden recibir una intervención contra los que no recibirían una intervención (el grupo placebo) y se puede aplicar para definir estrategias de valoración y tratamiento con impacto más probable a generalizar a una población en particular. En el caso de los pacientes con demencias, los ECAc tienen utilidad al poder evaluar la eficiencia de alguna intervención en escenarios donde se concentran los cuidados de estos pacientes (ej. Casas de apoyo, asilos, clínicas, hospitales, etc.). Sin embargo, el implementar este tipo de ensayos confiere cierta complejidad ética ya que no se puede extrapolar el consentimiento de los sujetos participantes por la autorización de algún centro en particular en el que estos últimos se incluyan. El trabajo de Hayden P. y cols. consistió en una revisión de las recomendaciones de la Declaración de Ottawa sobre el Diseño Ético y la Dirección de Ensayos Clínicos Aleatorizados por Conglomerados, su posterior aplicación en algunos ECAc y en elaborar recomendaciones que se adecúen a los tres principios que no deban transgredirse en este tipo de estudios, los cuales consistieron en los tres principales ya conocidos: Autonomía, Beneficencia y Justicia.

De acuerdo con el equipo de Hayden P. y cols. la autonomía puede verse vulnerada no solo por la falta de capacidad de los pacientes en reconocer los riesgos y beneficios por el ya conocido deterioro cognitivo dado por el padecimiento, sino que también la participación voluntaria y la privacidad de los pacientes son variables importantes que se pueden dejar de lado en el proceso. La participación voluntaria puede ser "no tan voluntaria" por el sesgo de vivir en un asilo o en el centro en cuestión, y cuya dependencia pueda, de forma implícita, condicionar su estancia y las atenciones a futuro; y por otro lado, la privacidad puede no respetarse en la mayoría de los casos debido a la necesidad de los pacientes para realizar sus actividades, lo que se exacerba en casos en que una intervención se tenga que desempeñar en casos particulares (ej. Existen ensayos que evalúan la efectividad de técnicas para bañar a los pacientes, en aras de demostrar mejoría en la comodidad de estos mismos).

Asimismo, la beneficencia para pacientes enrolados en ECAc debe considerar la exposición a la intervención y sus riesgos, debido a las características individuales de cada paciente y la muy probable fragilidad por sus condiciones. Y, finalmente, la distribución de los riesgos debe ser equitativa entre los grupos de estudio, los cuales, al ser designados en conglomerados, existe el riesgo de exponer a pacientes de forma no consentida, lo que puede perjudicar al estudio y a los pacientes.

Las recomendaciones de los autores se enfocaron en las brechas éticas provocadas por los sesgos en las guías de la declaración de Ottawa. En resumen, la autonomía puede protegerse al aplicar una evaluación de competencia si se cree que el (la) probable candidato (a) no está en facultades cognitivas de autorizar su participación en el estudio y, de comprobarse esta condición, se puede solicitar el consentimiento de forma subrogada con algún familiar o representante legal. Por su parte, la beneficencia, como en todo ensayo clínico, debe ponerse como prioridad para proteger a los sujetos; en el caso de pacientes con demencias, no se debe perder de vista la necesidad de vigilar en cada intervención los eventos que puedan perjudicar la integridad física y emocional de los participantes al no tolerar una maniobra, un estudio o un medicamento. Y, por último, el principio de justicia debe observar la distribución equitativa de los riesgos y la restricción de las intervenciones a pacientes que no hayan dado su consentimiento para participar; y para el caso de los responsables, vigilar el cumplimiento de estas normas protegiendo los derechos de quienes no deseen estar en el estudio.

Dichos hallazgos confieren mayor validez metodológica y se ofrece una perspectiva más inclusiva y humanística para pacientes que reciben atención continua en centros de cuidado, y que a la vez fomenta la mejora de dichas prácticas para nuevos ensayos que exploren nuevas intervenciones para mejorar la atención de estos pacientes.

Por otro lado, una variable fundamental en el enrolamiento de los ensayos clínicos es, por supuesto, el consentimiento informado. Dada la naturaleza del padecimiento, como se ha comentado, es que la obtención adecuada de este documento resulta en extremo complicada. Para abordar estas limitantes, se han desarrollado estrategias para la determinación de la capacidad de los pacientes con demencias para la toma de decisiones en este tipo de estudios.

De las estrategias mencionadas, destaca la herramienta de MacArthur para la Evaluación de Competencias en Investigación Clínica (MacCAT-CR, por sus siglas en inglés). La MacCAT-CR es una prueba la cual fue elaborada a finales de la década de los 90's y que, a lo largo del actual siglo, ha trascendido por ser una evaluación de referencia al haber sido citada y utilizada en múltiples estudios para evaluar la capacidad de los participantes a dar su consentimiento voluntario. Esta prueba consiste en examinar veintiún ítems en una entrevista estructurada que valora las cuatro dimensiones propuestas por Paul

Appelbaum y Thomas Grisso para definir la capacidad de decisión, las cuales son: Apreciación, Razonamiento, Entendimiento y Expresión (en el contexto de poder expresar su elección). Aunque esta prueba no posee una confiabilidad exacta, dado que carece de un punto de corte para definir la presencia o ausencia de capacidad de los pacientes para la toma de decisiones, resulta ser una herramienta útil en la que los profesionales expertos pueden apoyarse al momento de evaluar a estos pacientes. A su vez, otras de las principales desventajas son la capacitación que requieren los operadores y el tiempo para aplicar la prueba (de 15-30 minutos) que pueden limitar la inclusión de pacientes en ensayos clínicos, pero no por ello deja de poseer un valor importante como una estrategia válida para el reclutamiento de más participantes en ensayos clínicos.

Otra aproximación para el reclutamiento y determinación del estado funcional para la toma de decisiones de los pacientes con demencias fue elaborada por el Centro de Investigación de la Enfermedad de Alzheimer (ADRC, por sus siglas en inglés) de Wisconsin. Dicho centro en 2009 oficializó el reconocimiento de un nuevo protocolo denominado U-ARE (Understanding, Appreciation, Reasoning, Expression; Entendimiento, Apreciación, Razonamiento, Expresión) que, en paralelo a lo ya estudiado con la MacCAT-CR, estableció un algoritmo para la identificación de probables candidatos a ensayos clínicos y que carecieran de capacidad para toma de decisiones que requirieran el apoyo de un representante legal. A diferencia de la MacCAT-CR, su implementación es más precisa dados los pasos que incluye el algoritmo **(Figura 1)**; y a la vez por la facilidad de dirigir la entrevista a través de cuatro preguntas fundamentales:

- ¿Qué entiende usted de lo que hará durante la visita de hoy? ¿Tiene que participar?
- ¿Cuáles son los riesgos de participar en este estudio? ¿Cuáles son los beneficios?
- ¿Cómo fue que tomó su decisión? (de participar o no en el estudio)
- ¿Quiere participar en este estudio?

De esta forma, en el protocolo U-ARE se intenta estandarizar el proceso de evaluación para los pacientes con demencias y facilita la recomendación de solicitar autorización con un (a) representante legal de forma más rápida, en aras de mejorar los tiempos de reclutamiento y dejando de lado estereotipos que pudieran damnificar la condición social de los probables participantes.

Asimismo, al a par de pruebas como la MacCAT-CR, existen otras iniciativas y protocolos que integran la evaluación de pacientes con demencia y la factibilidad de su participación en ensayos clínicos en centros de atención. Bien es sabido que la mayoría de estos pacientes, desafortunadamente, serán ingresados como mínimo en una ocasión en un hospital, y esto puede empeorar aún más su condición por mayor riesgo de complicaciones y aceleramiento en el deterioro cognitivo, por lo que este también es un área de oportunidad para evaluar intervenciones en el contexto del paciente internado. El equipo de Holden T. y cols. en 2018 publicaron una propuesta de algoritmo para implementar en un ensayo clínico, realizado por ellos mismos, para evaluar la efectividad de establecer contacto telefónico posterior a la hospitalización, de tal manera de brindar un apoyo en la transición del hospital al hogar y dar seguimiento a la evolución de los pacientes. El algoritmo mencionado se basó en integrar sus pasos con la evaluación inicial de los pacientes en la revisión médica, valorando la probable limitación cognitiva para la toma de decisiones, de tal manera que se pudiera tomar en cuenta al paciente, al (la) cuidador (a) y la figura representante legal **(Figura 2).**

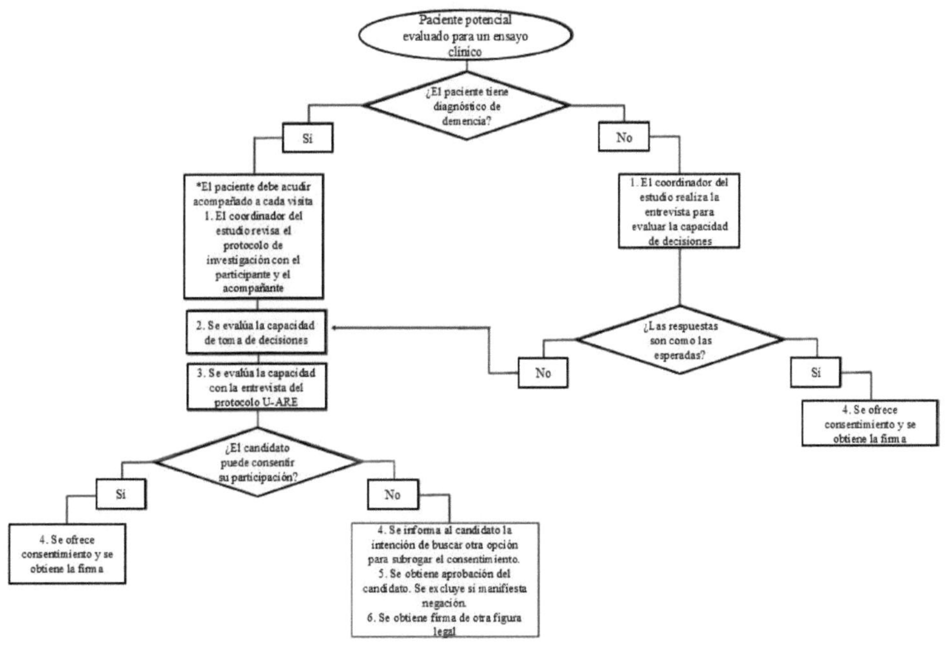

Figura 1. Algoritmo del protocolo U-ARE. Modificado y extraído de Hamilton, R. K. B., Phelan, C. H., Chin, N. A., Wyman, M. F., Lambrou, N., Cobb, N., Kind, A. J. H., Blazel, H., Asthana, S., & Gleason, C. E. (2020). The U-ARE Protocol: A Pragmatic Approach to Decisional Capacity Assessment for Clinical Research. Journal of Alzheimer's Disease, 73(2), 431–442. https://doi.org/10.3233/JAD-190457

En síntesis, las directrices éticas internacionales que rigen la investigación médica en demencias constituyen la base para proteger los derechos de participantes en ensayos clínicos. Si bien la esencia de los comités de ética y otros organismos reguladores yace en la protección de estos pacientes ante los riesgos de la investigación, es cierto que también la exclusión sistemática de estos grupos deriva en la actualidad en poseer poca evidencia para mejorar el cuidado y tratamiento de estos pacientes. No obstante, diversos organismos han fomentado el debate sobre la mejora y adecuación de nuevas estrategias de diseño metodológico de ensayos clínicos y el desarrollo de disposiciones legales adaptadas a las condiciones médicas y psicosociales de los pacientes. En los últimos años se han visto avances en distintas propuestas para mejorar el reclutamiento de pacientes con demencias mediante el uso de herramientas para valorar la capacidad de toma de decisiones, algoritmos para implementar el tamizaje y detección rápida de la necesidad de cuidadores y/o representantes legales para consentir el enrolamiento en ensayos clínicos, y directrices de perspectiva general para fomentar un cambio de paradigma que favorezca el crecimiento de la ciencia en esta área y se logren mejores manejos basados en evidencia, los cuales puedan satisfacer las necesidades actuales y futuras de pacientes con demencia.

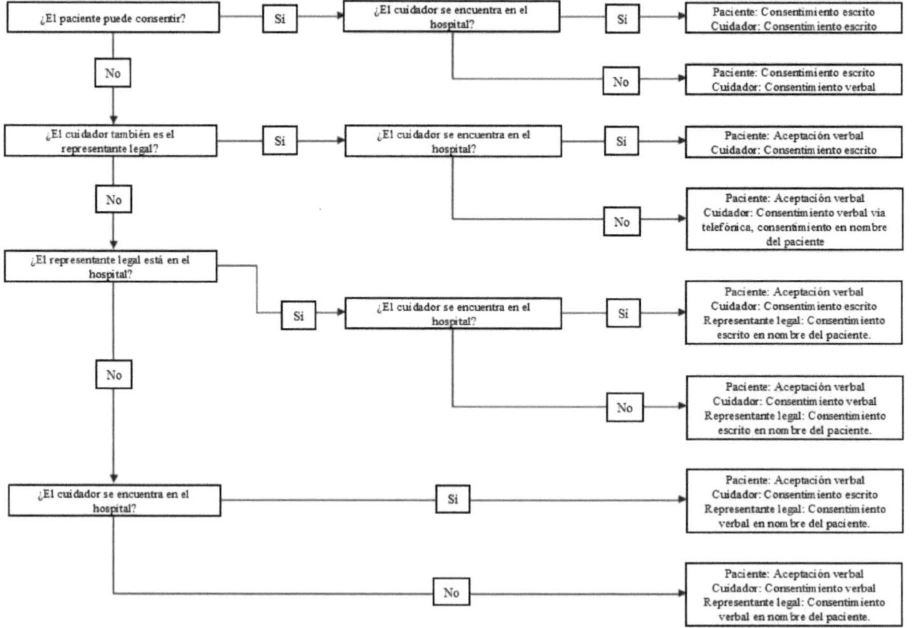

Figura 2. Marco de procesos propuesto por Holden y cols. 2018. Extraído y traducido de Holden, T. R., Keller, S., Kim, A., Gehring, M., Schmitz, E., Hermann, C., Gilmore-Bykovskyi, A., & Kind, A. J. H. (2018). Procedural Framework to Facilitate Hospital-Based Informed Consent for Dementia Research. Journal of the American Geriatrics Society, 66(12), 2243–2248. https://doi.org/10.1111/jgs.15525

REFERENCIAS

- Bari, B. A., & Beach, S. R. (2024). Evaluating Capacity: Appelbaum's Framework Interpreted Diagrammatically. *Journal of the Academy of Consultation-Liaison Psychiatry*, *65*(1), 120–121. https://doi.org/10.1016/j.jaclp.2023.09.007
- Gilbert, T., Bosquet, A., Thomas-Antérion, C., Bonnefoy, M., & Le Saux, O. (2017). Assessing capacity to consent for research in cognitively impaired older patients. *Clinical Interventions in Aging*, *Volume 12*, 1553–1563. https://doi.org/10.2147/CIA.S141905
- Hamilton, R. K. B., Phelan, C. H., Chin, N. A., Wyman, M. F., Lambrou, N., Cobb, N., Kind, A. J. H., Blazel, H., Asthana, S., & Gleason, C. E. (2020). The U-ARE Protocol: A Pragmatic Approach to Decisional Capacity Assessment for Clinical Research. *Journal of Alzheimer's Disease*, *73*(2), 431–442. https://doi.org/10.3233/JAD-190457
- Holden, T. R., Keller, S., Kim, A., Gehring, M., Schmitz, E., Hermann, C., Gilmore-Bykovskyi, A., & Kind, A. J. H. (2018). Procedural Framework to Facilitate Hospital-Based Informed Consent for Dementia Research. *Journal of the American Geriatrics Society*, *66*(12), 2243–2248. https://doi.org/10.1111/jgs.15525
- Kim, S. Y. H., Caine, E. D., Currier, G. W., Leibovici, A., & Ryan, J. M. (2001). Assessing the Competence of Persons With Alzheimer's Disease in Providing Informed Consent for Participation in Research. *American Journal of Psychiatry*, *158*(5), 712–717. https://doi.org/10.1176/appi.ajp.158.5.712
- Korczyn, A. (2007). Drug Trials in Dementia: Challenging Ethical Dilemmas. *Current Alzheimer Research*, *4*(4), 468–472. https://doi.org/10.2174/156720507781788909
- Largent, E. A., Hey, S. P., Harkins, K., Hoffman, A. K., Joffe, S., Lima, J. C., London, A. J., & Karlawish, J. (2020). Ethical and Regulatory Issues for Embedded Pragmatic Trials Involving People Living with Dementia. *Journal of the American Geriatrics Society*, *68*(S2). https://doi.org/10.1111/jgs.16620
- Nix, H. P., Largent, E. A., Taljaard, M., Mitchell, S. L., & Weijer, C. (2023). Ethical analysis of vulnerabilities in cluster randomized trials involving people living with dementia in long-term care homes. *Journal of the American Geriatrics Society*, *71*(2), 588–598. https://doi.org/10.1111/jgs.18128
- Ries, N. M., Mansfield, E., & Sanson-Fisher, R. (2020). Ethical and legal aspects of research involving older people with cognitive impairment: A survey of dementia

researchers in Australia. *International Journal of Law and Psychiatry, 68*, 101534. https://doi.org/10.1016/j.ijlp.2019.101534

- Soofi, H. (2022). Ethical aspects of facilitating the recruitment of people with dementia for clinical trials: A call for further debate. *British Journal of Clinical Pharmacology, 88*(1), 22–26. https://doi.org/10.1111/bcp.14968
- West, E., Stuckelberger, A., Pautex, S., Staaks, J., & Gysels, M. (2017). Operationalising ethical challenges in dementia research—A systematic review of current evidence. *Age and Ageing,* 46: 678–687. https://doi.org/10.1093/ageing/afw250

4. PERSPECTIVAS CENTRADAS EN EL BINOMIO PACIENTE-CUIDADOR ENTORNO A LA INVESTIGACIÓN EN DEMENCIAS.

4.1 Investigación cualitativa: Un nuevo paradigma.

Mucho se ha hablado de la importancia científica de abordar nuevas estrategias para obtener mejores medios de tratamiento para los pacientes con demencias, en aras de mejorar la calidad de vida con la creciente y cambiante situación sociodemográfica que vislumbra diferentes necesidades por cubrir; sin embargo, el paradigma casi siempre se mantiene de forma implícita en una perspectiva más orgánica, tangible y medible de abordar esta problemática de salud pública. Pongamos como ejemplo lo abordado a lo largo de esta obra, ya que hemos comentado sobre la falta de evidencia por la exclusión sistemática de pacientes con demencias en ensayos clínicos, también las diversas estrategias y propuestas para solventar la inclusión necesaria de estos pacientes, y las formas en que los procesos pueden adecuarse a la condición particular de cada individuo.

Considerándolo desde un panorama más general, podríamos referir lo anterior a la necesidad de generar más datos medibles que, mediante distintos cálculos estadísticos dependientes de los diseños metodológicos correspondientes, puedan generar resultados con alta probabilidad, hipotéticamente, de generalizar su efecto en la población. En términos más simples, estaríamos hablando de investigación cuantitativa, aquella que puede definirse de forma simplificada como un método que se basa en el análisis de datos numéricos para explicar algún fenómeno en particular.

No obstante, si bien es esencial e imperativo generar mayor conocimiento mediante el análisis de datos numéricos concretos, también es fundamental visualizar "la otra cada de la moneda". En otras palabras, no dejar de lado la evidencia que puede aportar la investigación cualitativa.

La investigación cualitativa es también un modelo que, a diferencia de la cuantitativa, se enfoca en la recolección y análisis de datos no numéricos con el objetivo de describir las experiencias, opiniones, conceptos, comportamientos, etc. de los sujetos de estudio. Si bien es un modelo con mayor uso en el campo de las ciencias humanas (ej. Filosofía, sociología, psicología, historia, etc.), su aplicación es el fundamento humanístico del quehacer médico.

¿Por qué sería útil hacer investigación cualitativa en demencias? La respuesta sería la necesidad del manejo integral. Hoy en día la tendencia en el campo médico es el abordaje del paciente con un enfoque holístico, con capacidad de ver al individuo como persona y cuyo manejo requerirá una perspectiva multidisciplinaria; y es en este punto en que se vislumbra también la necesidad de entender las necesidades de los pacientes, mismas que, al ser cubiertas, pueden ser clave para mejorar la condición clínica de un paciente.

En concreto, así como se ha abordado en páginas previas en esta obra, la exclusión arbitraria de pacientes con demencias de ensayos clínicos es un fenómeno que se ha tratado de mitigar a lo largo de los años 90's hasta la actualidad y, desafortunadamente, la perspectiva cualitativa en este campo ha sido también relegada por el concepto erróneo de la falta de capacidad de estos pacientes para expresar opiniones, preferencias y sentimientos; pero en este cambio de paradigma se debe visualizar que, en realidad, sí existe la posibilidad de que aún posean la capacidad para comunicarse, a pesar del deterioro cognitivo. Por tanto, si bien la demencia afecta a muchas personas, es necesario considerar que el grado de afectación no será el mismo entre dos o más individuos, y sería una imprecisión intentar estandarizar el efecto de este padecimiento en todos los pacientes.

Por tanto, mientras la investigación cuantitativa se enfoca en la búsqueda de evidencia mediante métodos académicos más concretos y convencionales, la visión cualitativa se centra en la realización de entrevistas, encuestas, formularios, etc. para recolectar experiencias y preferencias centradas en el individuo; y ambas visiones constituyen un marco filosófico y científico para mejorar cada vez más la atención a pacientes con demencias.

4.2 Inclusión de los pacientes con demencias en investigación cualitativa
A pesar de los posibles riesgos éticos inherentes por la condición psicosocial de pacientes con demencias, también son conocidos los beneficios de conocer y promover sus experiencias como lo son el autoconocimiento, el sentido de un propósito, empoderamiento, sentirse escuchados, etc., por lo que encontrar un balance entre los riesgos y beneficios es necesario para generar nuevos métodos que apoyen al bienestar psicosocial de los pacientes y, para ello, se han desarrollado estrategias (como lo abordado en el capítulo pasado) para incluir a estos pacientes en estudios cualitativos que ayuden a recolectar sus vivencias, experiencias y/o sentimientos entorno a los manejos que reciben, lo que a futuro puede contribuir al tratamiento integral de sus padecimientos.

A nivel mundial, personajes relevantes se han manifestado en favor de los derechos de los pacientes con demencias y su valor humanístico y científico entorno a la evidencia que puede recabarse a las vivencias particulares en sus padecimientos. Uno de ellos es Kate Swaffer quien ha destacado como una activista por los derechos de pacientes con demencia y, a pesar de haber sido diagnosticada con demencia de inicio temprano a los 49 años, se desempeñó como directora ejecutiva y cofundadora de la Alianza Internacional contra la Demencia entre 2015 y 2022. Asimismo, esta misma alianza, junto con otras organizaciones en Europa, han aportado en materia de educación y apoyo psicológico a pacientes, familias y cuidadores (as), con el fin de promover sus derechos como seres humanos, el respeto a su autonomía y la importancia de mejorar su calidad de vida. En paralelo, actualmente organizaciones internacionales como Alzheimer Europe, Alzheimer Society, Dementia UK, Alzheimer Scotland y Alzheimer's Disease International, se han unido entorno al mismo objetivo de hacer visibles estos mismos principios que, así como Kate Swaffer, a lo largo de los últimos años se han defendido a lo largo del mundo.

Cobra relevancia que, gracias a esfuerzos como los previamente relatados, se han desarrollado estrategias para mejorar la inclusión de pacientes con demencias en estudios cualitativos. Destaca el trabajo de la Red Europea de Institutos Nacionales de Derechos Humanos que promovió el acrónimo PANEL **(Figura 3)**, un conjunto de principios a seguirse en la aplicación de estudios cualitativos y que consiste en las pautas de Participación, Responsabilidad (Accountability, en inglés), No discriminación, Empoderamiento y Legalidad. Dicha propuesta fue adoptada en 2015 por el parlamento escocés y por la Comisión Escocesa de Derechos Humanos como un marco universal entorno al que deben desarrollarse las políticas y prácticas nacionales. Por su parte, en el mismo año la OMS reconoció los principios PANEL y adaptó sus recomendaciones para el acercamiento de los pacientes con demencias a la investigación bajo estos mismos principios, dejando entrever el impacto que han tenido y que a la fecha aún continúan influyendo.

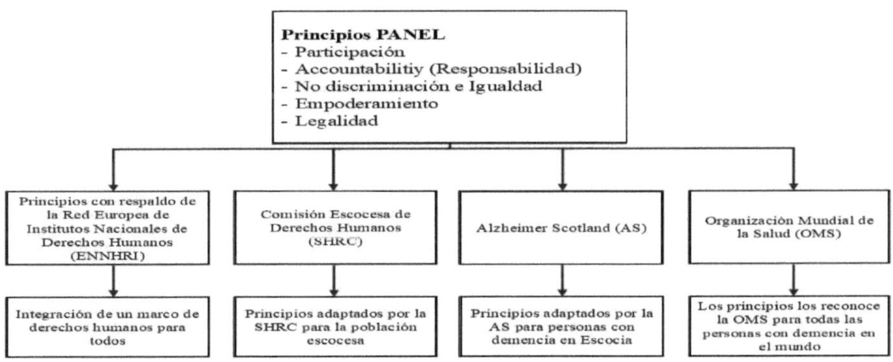

Figura 3. Desarrollo y adaptación de los principios PANEL. Extraído y traducido de Diaz-Gil, A., Brooke, J., Kozlowska, O., Jackson, D., Appleton, J., & Pendlebury, S. (2023). A human rights-based framework for qualitative dementia research. Nursing Ethics, 30(7–8), 1138–1155. https://doi.org/10.1177/09697330231161687

Es necesario mencionar que los principios PANEL constituyen una base de la que pueden desarrollarse nuevos procesos en el desarrollo de estudios cualitativos. Dado que la mera existencia de estos principios no determina una estandarización de los pasos a seguir en cualquier estudio, es responsabilidad de los investigadores elaborar métodos adaptados a las necesidades particulares dependiendo del contexto en que se encuentren, de tal manera que se creen modelos viables y flexibles para la inclusión de pacientes con demencia en este tipo de estudios, y se puedan superar tanto las restricciones éticas como los estereotipos sobre la condición psicosocial de los participantes.

Sin duda alguna, es imperativo proteger los derechos de estos pacientes, y las directrices éticas son necesarias en estudios clínicos para este mismo fin; sin embargo, la experiencia y las habilidades clínicas también son de vital relevancia para la interacción con los pacientes, el convencimiento para su inclusión en algún estudio, el seguimiento y la protección de estos mismos, todo para alcanzar los objetivos que permitan cada vez más mejorar la condición de su padecimiento.

4.3 El valor de la voz del binomio paciente-cuidador. ¿Qué sabemos y qué podemos mejorar?

Modificar el paradigma convencional aporta un valor científico y humanístico al considerar las vivencias y opiniones de pacientes con demencias. Esta visión ha cobrado gran relevancia en la última década de este siglo mediante diversas propuestas internacionales que han cimentado las bases para generar más evidencia sobre el contexto socioeconómico y emocional que, tanto pacientes como cuidadores, viven en su día a día.

El Instituto Nacional del Envejecimiento, en trabajo conjunto con el Departamento de Salud y Servicios Humanos como parte del Acto del Proyecto Nacional del Alzheimer, llevó a cabo en 2020 la Conferencia Nacional sobre el Cuidado, Servicios y Apoyo para Personas con Demencias y sus Cuidadores. La finalidad de dicho acto tuvo, entre otros objetivos, considerar tres puntos trascendentales en la investigación médica sobre pacientes con demencias, los cuales son:

- Potencial de examinar y valorar los resultados individualizados (refiriéndose a las expectativas de pacientes previas a algún tratamiento determinado, comparadas a

la experiencia real posterior) para mejorar las mediciones apropiadas en distintos ensayos clínicos.
- El impacto e importancia de la nomenclatura usada durante la investigación médica sobre demencias y los cuidados de rutina en los pacientes.
- Estrategias para el reclutamiento y acompañamiento en la investigación médica, haciendo énfasis en involucrar a pacientes con demencias y sus cuidadores, y cómo esta práctica manifiesta un potencial de mejorar nuestro entendimiento en las intervenciones en el padecimiento.

La generalización de estos puntos, si bien no se habían formalizado antes de dicha conferencia, ha permitido desde hace años visualizar la relevancia de comprender la situación de las personas con demencia, desde el punto de vista que en muchas ocasiones coexisten con otras condiciones que requieren también su atención, lo que puede ser abrumador y más al a par mientras la demencia progresa.

Considerando lo anterior, es menester mencionar que de forma técnica se denomina como "resultados (o desenlaces) de los cuidados en demencia definidos por el paciente" al conjunto de condiciones expresadas por los pacientes para señalar opiniones o experiencias, así como la probable afectación en su calidad de vida en distintos dominios y estos, a su vez, son relevantes por la posibilidad de dar nuevas oportunidades para alinear las intervenciones clínicas con el objetivo de cumplir las necesidades de salud, tanto físicas como emocionales, de los pacientes.

Para señalar los dominios globales en los que se conjuntan diversos objetivos centrados en los pacientes en la atención de demencias, el equipo de Jennings y cols. previamente en 2017 publicaron un estudio cualitativo con pacientes con demencia en etapas tempranas y con sus cuidadores. Los participantes fueron reclutados mediante el sistema de salud de la Universidad de California en Los Ángeles (UCLA) y por el Programa de Atención de Alzheimer y Demencias de la UCLA. El enfoque consistió en abordar a los participantes mediante una entrevista para explorar las expectativas y objetivos del binomio paciente-cuidador a lo largo de la atención que recibían o estaban a punto de recibir. Como resultados, describieron 41 objetivos que tanto pacientes como cuidadores desearían alcanzar en el curso de la enfermedad, mismos que fueron englobados en cinco dominios principales **(Figura 4).**

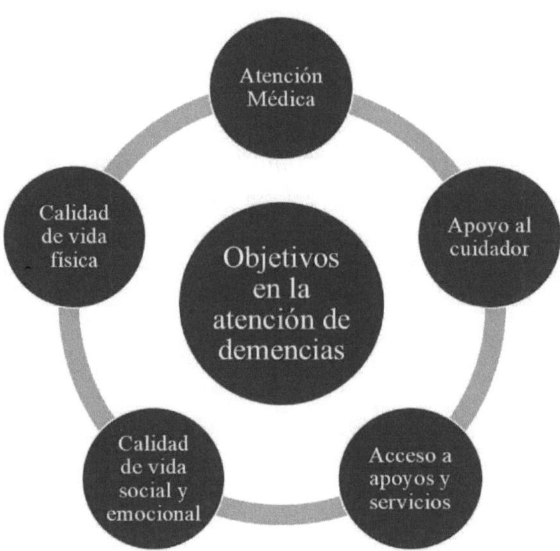

Figura 4. *Objetivos en la atención de las demencias en cinco dominios globales. Adaptado y traducido de Jennings, L. A., Palimaru, A., Corona, M. G., Cagigas, X. E., Ramirez, K. D., Zhao, T., Hays, R. D., Wenger, N. S., & Reuben, D. B. (2017). Patient and caregiver goals for dementia care. Quality of Life Research, 26(3), 685–693.* https://doi.org/10.1007/s11136-016-1471-7

Por otro lado, en el trabajo de Jennings y cols. destacaron también las intervenciones de los participantes al describir sus opiniones y deseos para con los pacientes. Citamos algunos ejemplos en cada dominio:

Atención médica y atención para el fallecimiento

- *"Quiero que esté en un lugar (un centro de atención a largo plazo) en donde no me tenga que preocupar que esté tomando sus medicamentos correctamente, y no que lo estén solo dopando..." (Hermana, sobre su paciente y la preocupación de que reciba la atención adecuada).*

- *"Otro punto importante para mí es que se esté nutriendo bien, en ocasiones esto podría mejorar su salud..." (Hijo, sobre que su padre tenga una buena alimentación).*

- *"Ella me dijo hace mucho que sólo quería irse en paz..." (Hijo, sobre su madre con demencia en una charla sobre su fallecimiento).*

- *"Él [hablando sobre un amigo] llegó a una etapa en la que su Alzheimer se puso muy mal, y la carga que recayó en su esposa fue espantosa. Odiaría hacerle eso a mi esposa... Eso es clave para mí, el no tener que vivir tanto tiempo para llegar a eso..." (Paciente con demencia en etapa temprana sobre no querer ser una carga para su familia).*

Calidad de vida física

- *"Es como si hubiera depredadores que saben que al otro lado del teléfono hay una persona con demencia. Ese es uno de mis temores." (Hijo, sobre que pudieran aprovecharan de su padre).*

- *"Tengo un objetivo: Levantarme cada mañana y hacer las cosas por mí misma..." (Paciente con demencia en etapa temprana).*

- *"Me encantaría que ella saliera a caminar. Preferiría tenerla fuera, mirando los árboles y disfrutando una parte de su vida sobre la que aún tiene un poco de control." (Hija, sobre la actividad física de su madre).*

Calidad de vida social y emocional

- *"Tengo un objetivo: Mantener a mi mamá sociable y activa. Tal vez ella no estará conversando con otros cuando salimos a comer, pero es parte de estar conectada con el resto del mundo." (Hijo, sobre la forma en que su madre puede interactuar con familia y amigos).*

- *"No me quiero retirar, quiero mantener mi cerebro activo. Quiero trabajar hasta morirme o hasta que ya no pueda... hay empleados que aún vienen conmigo a preguntarme sobre cómo manejar esto o aquello, y eso me fascina." (Paciente masculino con demencia en etapa temprana sobre su trabajo).*

- *"La depresión de mi madre fue algo muy complicado con lo que tuvimos que lidiar. La depresión por la demencia, así como el fallecimiento de mi padre... los aspectos médicos sobre cómo manejar la demencia son muy importantes en nuestra familia, y parte de ello ha sido el tratar su estado de ánimo." (Hija, sobre la afectación emocional de su madre con demencia).*

- *"Toda su personalidad está cambiando muchísimo. Él está enojado, es desafiante y no se baña. Usa ropa sucia... y se enoja conmigo si trato de ayudarlo... me grita. Es una pesadilla. Estoy tratando de sobrellevarlo...*

pero todo está cambiando y simplemente no sé qué hacer." (Esposa, sobre la agitación, la agresión y los síntomas conductuales de la demencia en su esposo).

Acceso a servicios y apoyos

- "No tengo dinero ilimitado para mi madre. Estoy tratando de vender sus propiedades. Continuamente me siento preocupada por los recursos..." (Hija, sobre las condiciones financieras y el padecimiento de su madre).

- "Mi objetivo inmediato es tener cuidadores profesionales. No puedo hacer esto yo solo." (Hijo, sobre tener cuidadores para su madre con demencia).

Apoyo al cuidador

- "Mi objetivo es aprender a ayudarme a mí misma para no llenarme de enojo... para cuidar de ella con amor... no llevar mi enojo a mi casa con mi esposo y mis hijos..." (Hija, sobre la frustración y el control del estrés por cuidar de su madre con demencia).

- "Quiero estar en un grupo de apoyo... sólo estar rodeado de otras personas y escuchar. Muchas veces son de gran ayuda porque ellos ya han pasado por esto...". (Hermana de un paciente, sobre la necesidad de buscar ayuda).

- "Tengo que pelear con mis primos. Les dije que me dejaran en paz, que sólo yo he cuidado de ella y yo conozco sus necesidades mejor que ellos. Es muy difícil." (Hijo, sobre los conflictos con la familia en el cuidado de su madre con demencia).

Así como este trabajo, otros se han realizado en la última década con el fin de reportar las metas y expectativas de pacientes con demencias y sus cuidadores, lo que con el paso de los años se irá fortaleciendo al hacer crecer la evidencia disponible en este tema, lo que puede también dar grandes aportes para la atención de pacientes con demencias.

Por otro lado, una variable importante que se ha dejado de lado es el costo de los servicios de atención médica y del cuidado de los pacientes, siendo este último punto referente al personal de fisioterapia, enfermería y psicología, así como otros cuidados necesarios. Los costos físicos, emocionales y sociales del padecimiento ya han sido ampliamente descritos; sin embargo, los costos económicos han sido tema de poca exploración.

En 2015, el equipo de Kelley y cols. realizaron un estudio retrospectivo de tipo de cohortes en el que obtuvieron datos de la cohorte *Health and Retirement Study* (Estudio de la salud y el retiro) el cual contiene información sobre gastos hechos por pacientes o cuidadores (gastos de bolsillo). El objetivo de dicho equipo fue examinar los costos sociales y financieros por los beneficiarios de esta red cinco años previos a sus decesos, y que hubieran fallecido entre 2005 y 2010, estratificándolos en cuatro grupos: Personas con alta probabilidad de padecer demencia, u otros que hubieran fallecido por padecimientos oncológicos, cardiacos o de otras causas. Los resultados reflejaron que hubo un gasto promedio total de $287,038 dólares para pacientes con demencia, para pacientes con enfermedades cardíacas fue de $175,136 dólares, pacientes oncológicos con $173,383 y de otras causas con $197,286 dólares; y por parte de los gastos de bolsillo, el promedio para los pacientes con demencia fue de $61,522 dólares, representando un 81% más alto que de los pacientes sin demencia que fue de $34,068 dólares.

Asimismo, en 2020 la Asociación Americana de Personas Retiradas (AARP, por sus siglas en inglés) reportó que los cuidadores de personas con demencias gastaban, en promedio, $8,978 dólares al año, cifras que por supuesto han aumentado en los últimos años. Otro dato alarmante es que dichos gastos reflejan pagos hechos directamente por los cuidadores, esto debido a que algunos servicios no los cubren las aseguradoras (ej. Adaptaciones en el hogar, medicamentos especiales, equipo médico, etc.).

Particularmente en población latinoamericana estos números se ven incrementados de forma multifactorial. A diferencia de población norteamericana en la que se ha calculado que los gastos de atención al paciente representan un aproximado del 26% del total de ingresos anuales, contrastado por el hecho de que en cuidadores latinos los gastos representan el 47% de sus ingresos anuales. Las razones son diversas, pero dilucida una variable más que condiciona las ventajas y desventajas por el contexto socioeconómico en que se encuentre cada caso.

Además de los esfuerzos físicos y psicológicos, los cuidadores llevan consigo una carga emocional que, de la mano con las dificultades económicas, se hace aún mayor conforme continúa el paso del tiempo. En adición a los costos de la atención a los pacientes, muchos cuidadores incluso llegan a ver reducidos sus ingresos por el impacto de esta actividad sobre sus empleos fijos al tener que reducir sus horas laborales, renunciar o incluso ser despedidos.

Para describir de forma fehaciente el contexto socioeconómico y social de cuidadores, en conjunto con la Universidad del Sur de California, la Universidad Case de la Reserva Occidental en Cleveland, Ohio, y otros centros de atención en San Antonio, Texas y Virginia, el equipo de Susanna Mage y cols. en 2024 desarrollaron un estudio cualitativo basado en entrevistas semiestructuradas a cuidadores latinos de personas con demencias para explorar las condiciones económicas por los gastos de bolsillo y cómo llegan a afectar al binomio paciente-cuidador. La muestra incluyó a siete cuidadores latinos que habitaban em California y siete que habitaban en Texas, quienes proveían un mínimo de cuatro horas de atención por semana a sus pacientes y no declaraban tener un ingreso por esta actividad. A través de las entrevistas realizadas, se obtuvieron hallazgos que se englobaron en tres temas principales: Llegar a fin de mes, el impacto psicológico de los costos por la atención y el cuidado del paciente, y la frustración por falta de acceso a otros recursos.

Los cuidadores, en su mayoría mujeres, referían el "llegar a fin de mes" como los problemas para sufragar los gastos acumulados del día a día y el sacrificio financiero para el bienestar y las necesidades de sus pacientes. Dados algunos testimonios, se observó un predominante sentido de responsabilidad familiar al referir algunos cuidadores la importancia de valorar el pasado con sus pacientes (que en su mayoría eran los padres). Citamos algunos ejemplos:

- "Me hice a mí misma la promesa de que nunca la mandaría a un asilo. Ella no se merece eso, después de todo lo que ella y mi papá hicieron por nosotros. Es respetable que ella disfrute sus últimos años en este mundo con la familia o incluso conmigo." (Participante 9, sobre los gastos en casa y cómo para ella es mostrar respeto a su madre).

- "No quiero que él me regrese algo. No es como de que le vaya a decir 'ah sí, fueron $16 dólares, me escribes un cheque'" (Participante 3, sobre la convicción de absorber los gastos de la atención a su padre).

Asimismo, algunos participantes también refirieron que, si bien absorben los gastos de forma desinteresada, los gastos eran sofocantes y peor aún aquellos que se mostraban de carácter urgente por lo que mantener un ahorro para otros asuntos resulta casi imposible:

- "Tuve que usar mi tarjeta de crédito dado que en ese tiempo tenía un buen nivel crediticio. El banco aprobó mi tarjeta, la cual estuve usando en ese entonces. A veces me atraso con los pagos, pero busco cómo arreglármelas. Tuve que pedir un préstamo a una institución privada que estaba pagando por esa situación." (Participante 11).

- "Es difícil ahorrar, a menos que seas profesional y tengas buenas raíces en este país [EUA]. Para latinos como yo que trabajamos en labores de servicio o aquellos

que trabajan en el campo… para ellos es casi imposible ahorrar porque se las arreglan con lo que ganan" (Participante 11).

Respecto al impacto psicológico de los gastos, algunos cuidadores resaltaron el efecto del estrés y la preocupación en su salud mental, las preocupaciones acerca del futuro y las expectativas sociales, dependiendo del sexo y género, entorno a su desempeño como cuidadores. Lo más prominente fueron las descripciones sobre la preocupación de que los gastos mermaban negativamente en su salud:

- *"Pensar en cómo vas a pagar algo te drena mentalmente y afecta profundamente. Las finanzas pueden ser claras, pero el punto oculto acerca de ellas es que, si estás luchando contra ello, te impactará física y emocionalmente." (Participante 11).*

- *"Las finanzas…me quedo despierta en la noche. Es estresante y preocupante sobre cómo voy a manejar esto." (Participante 6).*

En varias entrevistas fue muy común que los participantes expresaran una terrible preocupación de llegar a la quiebra al anticipar los costos que, inminentemente, iban a aumentar exponencialmente cuando el paciente requiriera cuidados de enfermería ene l hogar:

- *"… y ese día tendremos que tomar una dura decisión de llevarla a algún lugar. Y es muy caro. Enfrentémoslo, $5000-$6000 dólares al mes. ¿De dónde consigues todo ese dinero?" (Participante 10).*

Finalmente, acerca de la frustración que experimentan los cuidadores intentando acceder a fuentes de apoyo financiero, estos refieren dificultades entorno a la decepción de los apoyos existentes, falta de conocimiento de la existencia de éstos o cómo acceder, y el no poder contar con el apoyo familiar en el transcurso de la enfermedad. Así como las preocupaciones financieras, otro tema común en los entrevistados fue el deseo de acceder a programas de apoyo; sin embargo, muchos describían cómo se obstaculizaba el proceso al momento de inscribirse a algún programa:

- *"Llamé [al área local de la Agencia para el Envejecimiento], para ver si podían ayudarme, y lo que dijeron es que lo que tenían disponible no iba a funcionar. Todos dicen 'llámalos, llámalos' pero cuando los llamé, no recibí nada de información ni asistencia." (Participante 1).*

En otras ocasiones, los cuidadores mencionaron la negativa del apoyo por criterios preestablecidos de elegibilidad, o bien por la lejanía del centro de apoyo:

- *"Me mandaron con buenas agencias, pero cuando veo, no están en nuestra área, o me dicen que no califican. Mis papás caen en ese pequeño agujero negro."* (Participante 10).

Y para el acceso a fuentes o programas de apoyo, algunos participantes refirieron incluso el no saber de su existencia:

- *"En verdad no he evitado buscar esos programas. Para ser honesta, ni sé dónde puedo encontrarlos."* (Participante 7).

De forma global, el trabajo de Susanna Mage y cols. describió el contexto socioeconómico que viven los cuidadores de personas con demencias, y al ser parte de este binomio constituyen también parte del manejo necesario que deben tanto recibir como aportar, lo que ilustra la complejidad cada vez más creciente en la atención a pacientes con demencias por cada panorama particular que exige la cobertura de mayores necesidades.

Lo abordado denota una modificación necesaria al paradigma convencional de mirar a los pacientes como individuos con una afección neuropsiquiátrica que requieren un control farmacológico, físico y psicológico; y virar hacia una visión más humanística que, sumando los factores previos, se sumen otros esfuerzos de manera que se obtenga una visión holística del padecimiento. Dicha visión se logrará con trabajo en conjunto de los pacientes y los cuidadores, considerándose así que el binomio paciente-cuidador reciba el enfoque necesario mediante la intervención del personal de salud y del sistema del estado que permita mantener una adecuada condición emocional, económica y médica. Esto manifiesta la necesidad de desarrollar nuevos esfuerzos que fundamenten el imperativo cambio que requieren distintos sistemas de salud que ayude a perpetuar el abordaje integral desde una perspectiva social y humanística, sin dejar de lado la visión médica.

REFERENCIAS

- Alvarado García, A. M., Alvarado Hueso, P. V., Rojas Méndez, L. T., & Oviedo Tao, P. A. (2019). Necesidades de cuidado en los pacientes con demencia y/o alzheimer: Una revisión integrativa. *Revista Cuidarte, 10*(3). https://doi.org/10.15649/cuidarte.v10i3.813
- Bennett, A. V., O'Brien, K., Moreno, M., Lanigan, K., Maslow, K., Malone, C. A., Hanson, L. C., Zimmerman, S., Karlawish, J., Largent, E. A., Aranda, M. P., Hinton, L., Nicholson, B. P., Phillips, L., Fazio, S., & Epstein-Lubow, G. (2024). Development of a Lived Experience Panel to inform the design of embedded pragmatic trials of dementia care interventions. *Journal of the American Geriatrics Society, 72*(1), 139–148. https://doi.org/10.1111/jgs.18621
- Bolt, S. R., Van Der Steen, J. T., Khemai, C., Schols, J. M. G. A., Zwakhalen, S. M. G., & Meijers, J. M. M. (2022). The perspectives of people with dementia on their future, end of life and on being cared for by others: A qualitative study. *Journal of Clinical Nursing, 31*(13–14), 1738–1752. https://doi.org/10.1111/jocn.15644
- Diaz-Gil, A., Brooke, J., Kozlowska, O., Jackson, D., Appleton, J., & Pendlebury, S. (2023). A human rights-based framework for qualitative dementia research. *Nursing Ethics, 30*(7–8), 1138–1155. https://doi.org/10.1177/09697330231161687
- Frank, L., Jennings, L. A., Petersen, R. C., Majid, T., Gilmore-Bykovskyi, A., Schicker, L., & Karlawish, J. (2021). Participation of persons with dementia and their caregivers in research. *Journal of the American Geriatrics Society, 69*(7), 1784–1792. https://doi.org/10.1111/jgs.17340
- Jennings, L. A., Palimaru, A., Corona, M. G., Cagigas, X. E., Ramirez, K. D., Zhao, T., Hays, R. D., Wenger, N. S., & Reuben, D. B. (2017). Patient and caregiver goals for dementia care. *Quality of Life Research, 26*(3), 685–693. https://doi.org/10.1007/s11136-016-1471-7
- Kelley, A. S., McGarry, K., Gorges, R., & Skinner, J. S. (2015). The Burden of Health Care Costs for Patients With Dementia in the Last 5 Years of Life. *Annals of Internal Medicine, 163*(10), 729–736. https://doi.org/10.7326/M15-0381
- Kinchin, I., Boland, E., Leroi, I., & Coast, J. (2025). Through Their Eyes: Defining 'good life' in dementia for health economics and outcomes research. *Social Science & Medicine, 366*, 117716. https://doi.org/10.1016/j.socscimed.2025.117716
- Kloos, N., Bielderman, A., & Gerritsen, D. L. (2024). Learning From People With Dementia What Works Well for Well-Being: Interviews and Focus Groups. *The Gerontologist, 64*(9), gnae077. https://doi.org/10.1093/geront/gnae077

- Mage, S., Benton, D., Gonzalez, A., Zaragoza, G., Wilber, K., Tucker-Seeley, R., & Meyer, K. (2024). "I Lay Awake at Night": Latino Family Caregivers' Experiences Covering Out-of-Pocket Costs When Caring for Someone Living With Dementia. *The Gerontologist, 64*(1), gnad011. https://doi.org/10.1093/geront/gnad011
- Miyamae, F., Sugiyama, M., Taga, T., & Okamura, T. (2023). Peer support meeting of people with dementia: A qualitative descriptive analysis of the discussions. *BMC Geriatrics, 23*(1), 637. https://doi.org/10.1186/s12877-023-04329-8
- Yeh, T.-P., Chen, H.-C., & Ma, W.-F. (2021). A Qualitative Exploration of the Needs of Community-Dwelling Patients Living with Moderate Dementia. *International Journal of Environmental Research and Public Health, 18*(17), 8901. https://doi.org/10.3390/ijerph18178901

5. HORIZONTE DE LA INVESTIGACIÓN EN DEMENCIAS: FUTURO DE LA PREVENCIÓN, DIAGNÓSTICO Y TRATAMIENTO.

5.1 Incursión y futuro de la neuroimagen

En los últimos años los avances en neuroimagen han demostrado un crecimiento académico acelerado al trasladar el conocimiento de la genética celular y la biología molecular de la neurodegeneración a la mejora del diagnóstico, prevención y tratamiento de la demencia. Hoy en día, sabemos que las imágenes cerebrales pueden complementar esa brecha entre la evidencia teórica de la neurodegeneración y los medios para comprobar diversas hipótesis, los ensayos clínicos.

En la actualidad, la neuroimagen resulta ser un pilar en la mejora de los diagnósticos de la demencia. Los datos obtenidos en cualquier estudio de imagen requieren una evaluación cuantitativa lo que, enfocado en demencias, pueden proveer datos exactos sobre la progresión de la enfermedad, lo que permite abordarlo desde una perspectiva multidimensional. En ese sentido, se puede integrar la fisiopatología y la sintomatología de las demencias.

¿Por qué ayudaría esta visión de integrar ambas características, por fisiopatología y la sintomatología de las demencias? Para contestar esta pregunta, es necesario recordar puntos clave de los hallazgos neuropatológicos. Las demencias se caracterizan por los cambios cognitivos que afectan las actividades de la vida diaria, pero este deterioro se da por cambios subyacentes a nivel de la corteza cerebral. En específico, existen péptidos y proteínas que, al acumularse en mayores cantidades, alteran el microambiente neuronal y provocan disfunción en la transmisión de señales neuronales, metabolismo anormal y muerte neuronal.

Por mencionar algunos ejemplos, el beta-amiloide, la alfa-sinucleína, la TDP-43 (Proteína de unión al ADN de respuesta transactiva de 43 kDa) son marcadores ya bien estudiados de la enfermedad de Alzheimer, la demencia asociada a la enfermedad de Parkinson y la demencia frontotemporal, respectivamente; y dichos marcadores son de gran utilidad para dar diagnóstico y seguimiento de los padecimientos.

Entre los distintos medios de neuroimagen, destaca el uso de la tomografía por emisión de positrones (PET). Esta modalidad de imagen consiste en la detección de radiación gamma emitida por un trazador radioactivo (el radiofármaco) que se administra a los pacientes, lo que se puede traducir en la detección de actividad celular o de otros restos metabólicos.

El trazador con más uso en la actualidad es la 18-Fluorodesoxiglucosa (18-FDG) la cual consiste en un análogo de la glucosa marcado con un isótopo radioactivo que es el Flúor-18. Este, al descomponerse, emite positrones que interactúan con electrones y emiten fotones gamma, los cuales son detectados por el escáner. En términos prácticos, el uso de 18-FDG permite evaluar la actividad metabólica presente en distintos tejidos, lo que hace al PET con el uso de este trazador bastante útil en otros campos como la oncología y la cardiología.

Ahora bien, en términos de la neurología y en el campo de las demencias, se han desarrollado nuevos radiofármacos enfocados a detectar cambios tempranos o cambios en el seguimiento de los pacientes. A diferencia del 18-FDG que mide la actividad metabólica en el cerebro, los siguientes tienen implicaciones en detectar cambios en los biomarcadores comentados para el espectro de las demencias:

- ***Compuesto B Pittsburgh (PiB), florbetapir, florbetaben, flutemetamol – Beta Amiloide, Alzheimer***

   Análogo de la tioflavina T, marcado por carbono-11. Marcador útil para la distinción de deterioro cognitivo leve y Alzheimer, así como la distinción de patologías que cursen con acúmulos de Beta-Amiloide

- ***Flortaucipir – proteína Tau, Alzheimer***

   Compuesto similar al 18-FDG, por su marcador Flúor-18. Se une a ovillos neurofibrilares de proteína Tau, para el diagnóstico de Alzheimer y otras patologías que cursen con acúmulos de proteína Tau.

- ***TSPO (Proteína translocadora de membrana) - Neuroinflamación***

   Compuesto marcado por el Flúor-18 y el carbono-11. Se ha aplicado en estudios experimentales para la detección de neuroinflamación.

Asimismo, se espera que otros marcadores se validen y estén disponibles para mejorar el diagnóstico temprano en el espectro de las demencias, como la asociada a la enfermedad de Parkinson.

Por otro lado, la neuroimagen tendrá un rol importante en generar más oportunidades en estudios médicos experimentales.

Como primer punto, los biomarcadores descritos en neuroimagen pueden identificar casos presintomáticos, lo que puede significar la implementación de nuevas estrategias para reducir drásticamente los efectos neuropatológicos de la enfermedad, o incluso prevenir el inicio de los síntomas. A raíz de lo expuesto sobre la identificación del péptido Beta-amiloide en pacientes con alzheimer y su detección temprana, se sabe que hay un riesgo anual aproximado del 3% en población sin deterioro cognitivo mayor a 65 años en dar positivo al péptido Beta-amiloide, lo que puede ser un factor importante para considerar en ensayos clínicos posteriores. En el futuro, los biomarcadores tendrán mayor relevancia para identificar patología presintomática en aquellos que se encuentren en riesgo de padecer demencias esporádicas o genéticamente determinadas.

Y, por otro lado, para mejorar los estudios experimentales, la neuroimagen puede proveer datos sobre cambios mediatos e inmediatos y que pueden ser mejor cuantificados que las medidas conductuales o cognitivas. Dicho de otra forma, se puede observar el efecto de los tratamientos al limitar la atrofia cortical, lo que se traduciría en efectividad clínica. Si bien este punto puede verse limitado por los múltiples factores que influyen en la progresión de la degeneración cortical, se están buscando estrategias para evaluar cada una de estas variables. En específico, actualmente la Universidad de Oxford realiza el estudio *Deep and Frequent Phenotyping* (Estudio de Fenotipado Profundo y Frecuente), el cual busca comparar las medidas nuevas y preestablecidas para definir la progresión del Alzheimer; y a su vez valorando estudios de resonancia magnética, PET y magnetoencefalografía, en conjunto con medidas conductuales y biomarcadores presentes en líquido cefalorraquídeo, sangre y saliva.

En esencia, la neuroimagen permitirá la transición de los hallazgos descriptivos en neurociencias al descubrimiento de nuevos medicamentos para limitar las demencias y los procesos neurodegenerativos en general. El constante cambio y las nuevas estrategias de reclutamiento de pacientes serán factor importante para la inclusión en ensayos clínicos, y el uso de métodos de neuroimagen será fundamental para un mejor entendimiento de los padecimientos, desde el entorno experimental hasta la práctica clínica de rutina.

5.2 Genética y prevención

Desde ya hace tiempo se ha sabido que la genética constituye un factor de riesgo importante para el desarrollo de cualquier demencia, y en especial la enfermedad de Alzheimer cobra mayor relevancia mediante la descripción de diversos genes relacionados.

El testeo genético en Alzheimer da a lugar a un diagnóstico preciso en los pacientes, permitiendo la identificación de personas que puedan portar alguna variante genética de riesgo y se encuentren asintomáticos. Dadas las implicaciones que un resultado genético tiene en los pacientes y en su entorno familiar, se requiere una consejería apropiada para determinar el riesgo personal, posibles elecciones reproductivas y la posible inclusión en ensayos clínicos.

La genética recibió una gran atención entre los 1980's y 1990's cuando diversos estudios sobre características multigeneracionales dilucidaron el patrón de herencia autosómica dominante en formas raras del Alzheimer. En este sentido, tres fueron los genes principales los cuales se asociaron en un aproximado del 50% de casos de Alzheimer familiar de inicio temprano: APP, PSEN1 y PSEN2. Por tanto, esto significó un parteaguas para la búsqueda de otros marcadores genéticos que pudieran relacionarse con formas raras del Alzheimer.

Gracias a la identificación de estos genes, se creó una base de datos sobre variaciones genéticas y genes asociados a diversas presentaciones de la enfermedad de Alzheimer y la demencia frontotemporal. Dicho trabajo fue publicado en 2018 por Marc Cruts y Christine Van Broeckhoven, colaboradores del Centro de Neurología Molecular de la Universidad de Antwerp, en Bélgica; y se encuentra en la revista *Progranulin* de la serie de libros de "Métodos de Biología Molecular" de la red de Springer Nature.

A raíz de este trabajo, y otros relacionados a la conjunción de datos genéticos en demencias, es que se han incorporado al campo de la neurología los estudios basados en secuenciación. En términos generales, el término "secuenciación" refiere al proceso de determinar el orden preciso de unas moléculas denominadas "nucléotidos" los cuales entenderemos como la unidad básica del ADN. Estos son cuatro principales: Adenina (A), Timina (T), Citosina (C) y Guanina (G), y los cambios en cuanto número, estructura y posición de estos nucléotidos puede provocar mutaciones y otras variantes genéticas de importancia biomédica, las cuales tienen implicaciones en casi todos los campos de la medicina en la actualidad.

En específico, el primer método de secuenciación fue desarrollado en 1977 por Frederick Sanger. Este consistió en el uso de marcadores en muestras de ADN para generar fragmento de este mismo para observar la disposición de nucléotidos. Si bien tiene una capacidad limitada de fragmentos a analizar, en el siglo XX supuso un punto de partida muy importante al impulsar el desarrollo de grandes proyectos, de los cuales destaca el proyecto del genoma humano.

Hoy en día la técnica de Sanger tiene una utilidad más de validación de resultados que una técnica de primera opción a realizar en casi todos los estudios genéticos disponibles. Diversas estrategias biomédicas han incursionado en este campo, sin embargo, destaca la aparición de la secuenciación genómica de nueva generación (NGS), la cual surgió a principios de este siglo con la finalización del proyecto del genoma humano. Dadas las actuales necesidades académicas de generar mayor cantidad de información, y por supuesto de analizarla, es que aparece la NGS como una técnica de capacidades avanzadas. A diferencia de la técnica de Sanger que, básicamente podríamos decir que se limita a secuenciar pequeños fragmentos del ADN, la NGS tiene la capacidad de secuenciar millones de fragmentos de forma simultánea, los cuales se detectan mediante señales ópticas y eléctricas en dispositivos sofisticados. Al poder analizar una cantidad potencialmente mayor de genes, es que esta técnica resulta ser más rentable para el análisis complejo de variantes en estos mismos, e incluso puede permitir el análisis del genoma, exoma y el transcriptoma.

En este contexto, otras técnicas basadas en NGS se han desarrollado en los últimos años con el objetivo de hacer más asequible el acceso a estos estudios para la población, así como adaptar las necesidades particulares de diversos padecimientos. Por ejemplo, en oncología este tipo de estudios son muy útiles en muestras de patología (biopsias) para analizar mutaciones genéticas que pudieran predisponer a los pacientes a recibir tratamientos dirigidos específicamente contra esas mutaciones; y si lo contrastamos en el campo de la neurología, sería muy complicado realizar este estudio en alguna biopsia cerebral, por ejemplo. Por tanto, en términos generales, actualmente los estudios basados en NGS tienen la viabilidad de aplicarse en distintas muestras de órganos y tejidos, llámese la sangre, saliva o el líquido cefalorraquídeo.

Todos estos avances, a su vez, han permitido expandir el acervo académico en materia de neurogenética para distintos padecimientos, y por supuesto las demencias no son la excepción. La aplicación de NGS se extiende a los Estudios de Asociación de Todo el Genoma (GWAS) los cuales consisten estudios genéticos diseñados para detectar variantes genéticas asociadas con enfermedades. Gracias a estos métodos, se sabe que existen variantes que predisponen a las personas a padecer Alzheimer; y, por otro lado, existen otras que se asocian con la reducción de riesgo para el mismo padecimiento.

Hoy en día nos encontramos en un panorama con grandes expectativas para la detección oportuna de factores genéticos de alto riesgo que puedan ayudar a tener un diagnóstico temprano más certero lo que, en conjunto con el abordaje multidisciplinario por distintos especialistas en medicina, fisioterapia, enfermería y psicología, permitirá innovar en el manejo individualizado de cada caso para mejorar drásticamente como el pronóstico como la calidad de vida.

5.3 La innovación en los tratamientos

Dada la alta prevalencia de las demencias a nivel mundial es que se desarrollan diversos esfuerzos a nivel mundial para encontrar mejores estrategias de tratamiento médico. Actualmente, como describimos al principio, la eficacia del manejo convencional es limitada por los mecanismos farmacológicos disponibles. No obstante, por la trascendencia epidemiológica de este padecimiento es que se trata de distinguir los mecanismos fisiopatológicos subyacentes en el espectro de las demencias (ej. La alteración neuropatológica característica del Alzheimer es el depósito de Beta-amiloide, mientras que la alfa-sinucleína se encuentra en la demencia por cuerpos de Lewy y la demencia por la enfermedad de Parkinson).

En la actualidad existen diversos enfoques en los mecanismos subyacentes de las demencias. Destaca la aplicación del concepto "medicamentos modificadores de la enfermedad", aquellos que tienen la capacidad no solo de aliviar los síntomas en un padecimiento, sino que también pueden alterar el curso de este ralentizando la progresión, previniendo secuelas e incluso poder revertir parcialmente el daño existente.

La Agencia de Regulación de Alimentos y Medicamentos (FDA) de Estados Unidos aprobó la comercialización de los medicamentos Aducanumab, Lecanemab y Donanemab en 2021, 2023 y 2024, respectivamente, para el tratamiento del Alzheimer. Estos consisten en anticuerpos monoclonales cuyo mecanismo de acción es la eliminación de las placas de Beta-amiloide en distintas partes de la estructura de este péptido. Estos medicamentos constituyen un ejemplo sobre el uso de fármacos modificadores de la enfermedad y el impacto positivo que pueden tener. Sin embargo, se sabe que el efecto clínico de estos medicamentos, si bien son útiles por sus mecanismos, es limitado, por lo que actualmente se están llevando a cabo ensayos clínicos sobre nuevas moléculas que compartan el mismo mecanismo de acción y se identifiquen factores que limiten o mejoren el impacto clínico en los pacientes.

Por otro lado, también se han explorado otras estrategias basadas en otras hipótesis concretas de la fisiopatología de las demencias. Ha destacado la hipótesis de la neuroinflamación, la cual consiste en una probable producción de proteínas en cascada que perpetúan este fenómeno, desencadenando la degeneración y la pérdida de masa cerebral. Actualmente se explora la utilidad de medicamentos como el Etanercept para abordar este mecanismo, aunque por el momento el impacto clínico resulta incierto.

Finalmente, una estrategia muy prometedora es la terapia génica en todos los procesos neurodegenerativos. En concepto, esta terapia consiste en modificar genes implicados en la producción de proteínas relacionadas procesos que, en demencias, la mayoría están implicados en la destrucción neuronal y la inflamación. Diversos procesos se han descrito, pero destacan los siguientes:

Oligonucleótidos sin sentido contra el gen MAPT

Los oligonucleótidos sin sentido (ASOs, por sus siglas en inglés) son secuencias cortas de ADN o ARN, cuya función radica en bloquear la expresión de un gen, en este caso del gen MAPT, responsable de la elaboración de la proteína Tau. Estos ASOs se han utilizado en modelos experimentales en ratones y han demostrado reducir los niveles de proteína Tau.

Inducción de la Apolipoproteína E (APOE)

El gen de la APOE tiene otras formas, siendo de importancia la APOE4 y la APOE2, siendo la primera un factor de riesgo y la segunda un factor protector. Actualmente se desarrolla un ensayo clínico multicéntrico en los estados de Florida, Nueva York y Carolina del Norte para inyectar una molécula en el líquido cefalorraquídeo capaz de inducir la expresión de la APOE2 en pacientes con deterioro cognitivo leve por demencias y que sean portadores del gen APOE4.

Edición del gen de la proteína precursora de amiloide (APP)

El gen APP, como se describió al principio de este capítulo, tiene relevancia en la demencia tipo Alzheimer de inicio temprano. Asimismo, por su capacidad de inducir la producción del Beta-amiloide es que la modulación de este gen tendría un gran valor clínico. Emplear tecnología como la de CRISPR-Cas9 tiene implicaciones prometedoras ya que se ha demostrado en modelos animales la disminución de la producción del Beta-amiloide sin efectos adversos importantes

Como estos, muchos ejemplos existen sobre los avances de la terapia génica. Asimismo, podemos esperar que el uso de estudios basados en NGS nos permitan evaluar mutaciones prometedoras que, siendo validadas a nivel internacional, en el futuro pueden constituir la piedra angular del tratamiento en demencias.

Actualmente, es posible pensar que con el desarrollo de nuevos estudios que, a su vez, provean evidencia sólida para la creación de nuevas moléculas, se incremente exponencialmente el número de medicamentos nuevos basados en distintos enfoques fisiopatológicos, como los modificadores de la enfermedad o la terapia génica, y permitan en un futuro ser asequibles para la población que, inminentemente, será más proclive al desarrollo de enfermedades neurodegenerativas.

El horizonte que nos permitirá la investigación en demencias es prometedor. En conjunto, el equipo multidisciplinario podrá y deberá tener una visión hacia el crecimiento de la ciencia, lo que le permitirá adquirir la capacitación necesaria para individualizar cada caso y saber qué manejo será el más apropiado para cualquier paciente. Los avances en prevención y diagnóstico, de la mano con la neuroimagen y la genética, serán fundamentales en los cambios futuros al paradigma convencional del cuidado de pacientes con demencias, pero también retan al personal asociado a entender el contexto científico a nivel global, lo que confiere una fuerte responsabilidad ética, legal y académica para mantener una continua actualización y tener en mente el objetivo principal, brindar la mejor atención posible a aquellos que más lo necesitan.

REFERENCIAS

- Barthel, H., Villemagne, V. L., & Drzezga, A. (2022). Future Directions in Molecular Imaging of Neurodegenerative Disorders. *Journal of Nuclear Medicine, 63*(Supplement 1), 68S-74S. https://doi.org/10.2967/jnumed.121.263202

- Bruni, A. C., Bernardi, L., & Maletta, R. (2021). Evolution of genetic testing supports precision medicine for caring Alzheimer's disease patients. *Current Opinion in Pharmacology, 60,* 275–280. https://doi.org/10.1016/j.coph.2021.08.004

- Cope, T. E., Weil, R. S., Düzel, E., Dickerson, B. C., & Rowe, J. B. (2021). Advances in neuroimaging to support translational medicine in dementia. *Journal of Neurology, Neurosurgery & Psychiatry, 92*(3), 263–270. https://doi.org/10.1136/jnnp-2019-322402

- Firdaus, Z., & Li, X. (2024). Unraveling the Genetic Landscape of Neurological Disorders: Insights into Pathogenesis, Techniques for Variant Identification, and Therapeutic Approaches. *International Journal of Molecular Sciences, 25*(4), 2320. https://doi.org/10.3390/ijms25042320

- Frisoni, G. B., Molinuevo, J. L., Altomare, D., Carrera, E., Barkhof, F., Berkhof, J., Delrieu, J., Dubois, B., Kivipelto, M., Nordberg, A., Schott, J. M., Van Der Flier, W. M., Vellas, B., Jessen, F., Scheltens, P., & Ritchie, C. (2020). Precision prevention of Alzheimer's and other dementias: Anticipating future needs in the control of risk factors and implementation of disease-modifying therapies. *Alzheimer's & Dementia, 16*(10), 1457–1468. https://doi.org/10.1002/alz.12132

- Joshi, M. S., & Galvin, J. E. (2022). Cognitive Resilience in Brain Health and Dementia Research. *Journal of Alzheimer's Disease, 90*(2), 461–473. https://doi.org/10.3233/JAD-220755

- Perna, A., Montine, K. S., White, L. R., Montine, T. J., & Cholerton, B. A. (2023). Paradigm Shift: Multiple Potential Pathways to Neurodegenerative Dementia. *Neurotherapeutics, 20*(6), 1641–1652. https://doi.org/10.1007/s13311-023-01441-w

GLOSARIO

1. Acetilcolinesterasa: Enzima que degrada la acetilcolina en la sinapsis, regulando la transmisión colinérgica en el sistema nervioso. Útil en diversas patologías neurológicas. En demencia, ayuda a que la acetilcolina tenga más probabilidades de hacer su función en los tejidos.

2. Anticuerpo monoclonal: Proteína sintética diseñada para unirse específicamente a un antígeno determinado, utilizada en terapias dirigidas y diagnóstico de diversas enfermedades.

3. Apraxia: Trastorno neurológico que impide la ejecución de movimientos intencionados a pesar de la capacidad motora y comprensión preservadas.

4. Axioma: Proposición o principio considerado evidente y aceptado sin necesidad de demostración en un sistema lógico o matemático.

5. CRISPR-Cas9: Técnica de edición genética basada en un sistema bacteriano de defensa contra virus, que permite modificar el ADN de manera precisa.

6. Cols.: Abreviatura de "colaboradores", utilizada en citas bibliográficas para referirse a múltiples autores de un estudio o publicación.

7. Cuerpos de Lewy: Inclusiones intracelulares formadas por agregados de alfa-sinucleína, características de la enfermedad de Parkinson y la demencia con cuerpos de Lewy.

8. Exoma: Conjunto de exones del genoma, regiones que codifican proteínas, representando aproximadamente el 1-2% del ADN total.

9. Gastos directos: Costos asociados directamente con la atención médica y el manejo de la enfermedad, como consultas médicas, hospitalizaciones, medicamentos, pruebas diagnósticas, cuidadores profesionales y dispositivos de asistencia.

10. Gastos indirectos: Costos no médicos relacionados con la enfermedad, como la pérdida de productividad de los pacientes y sus cuidadores, el impacto en la economía familiar debido a la reducción de ingresos, adaptaciones en el hogar y la carga emocional y psicológica de los cuidadores.

11. Genoma: Conjunto completo del material genético de un organismo, incluyendo genes y secuencias reguladoras del ADN.

12. Glutamato: Neurotransmisor excitador principal del sistema nervioso central, involucrado en funciones cognitivas y en la plasticidad sináptica.

13. Herencia autosómica dominante: Patrón de herencia genética en el que una sola copia de una variante genética mutada en un cromosoma no perteneciente a los cromosomas sexuales aumenta las probabilidades de presentar una enfermedad.

14. Metaanálisis: Método estadístico que combina los resultados de múltiples estudios científicos para obtener conclusiones con mayor poder estadístico.

15. NMDA (N-metil-D-aspartato): Receptor de glutamato involucrado en la plasticidad sináptica y en procesos de aprendizaje y memoria.

16. Ovillos neurofibrilares: Acumulaciones anormales de proteína tau hiperfosforilada en el cerebro, características de la enfermedad de Alzheimer.

17. Positrón: Partícula subatómica con carga positiva, equivalente al electrón en masa, pero con carga opuesta, utilizada en técnicas como la tomografía por emisión de positrones (PET).

18. Prevalencia: Proporción de individuos en una población que presentan una enfermedad o condición en un período de tiempo determinado.

19. Proteína Tau: Proteína asociada a los microtúbulos neuronales, cuya agregación anormal está implicada en enfermedades neurodegenerativas como el Alzheimer.

20. Semiología: Estudio de los signos y síntomas de las enfermedades para su diagnóstico clínico.

21. Transcriptoma: Conjunto completo de transcripciones de ARN en una célula o tejido en un momento determinado, reflejando la expresión génica activa.

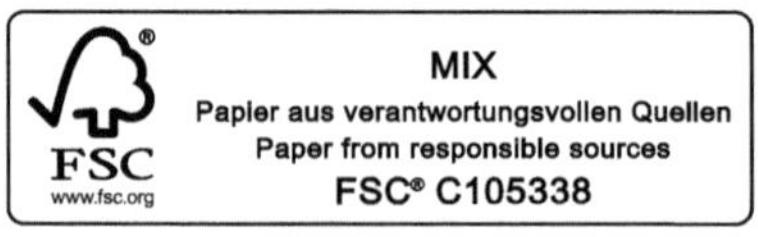